APERÇU
DE LA
THÉORIE DU GERME CONTAGE
DE L'APPLICATION DE CETTE THÉORIE
A L'ÉTIOLOGIE DE LA FIÈVRE TYPHOIDE
CONSIDÉRATIONS SUR LES MOYENS PROPHYLACTIQUES

PAR

LE Dr HENRI GUENEAU DE MUSSY
Médecin des hôpitaux de Paris
Membre sociétaire (fellow) du collège royal des médecins de Londres
Médecin (fondateur) honoraire de l'hôpital français à Londres,
Officier de la Légion d'honneur.

PARIS
LIBRAIRIE GERMER BAILLIÈRE ET Cie
108, BOULEVARD SAINT-GERMAIN, 108
Au coin de la rue Hautefeuille

1877

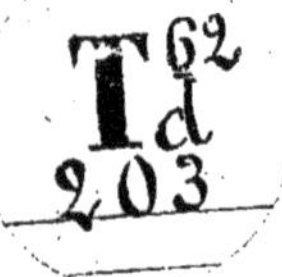

APERÇU

DE LA

THÉORIE DU GERME CONTAGE

3554-77 — CORBEIL. Typ. et stér. de CRÉTÉ.

APERÇU

DE LA

THÉORIE DU GERME CONTAGE

DE L'APPLICATION DE CETTE THÉORIE

A L'ÉTIOLOGIE DE LA FIÈVRE TYPHOIDE

CONSIDÉRATIONS SUR LES MOYENS PROPHYLACTIQUES

PAR

LE Dr HENRI GUENEAU DE MUSSY

Médecin des hôpitaux de Paris
Membre sociétaire (fellow) du collége royal des médecins de Londres
Médecin (fondateur) honoraire de l'hôpital français à Londres,
Officier de la Légion d'honneur.

PARIS
LIBRAIRIE GERMER BAILLIERE ET Cie
108, BOULEVARD SAINT-GERMAIN, 108
Au coin de la rue Hautefeuille

1877

APERÇU

DE LA THÉORIE DU GERME CONTAGE [1]

DE L'APPLICATION DE CETTE THÉORIE A L'ÉTIOLOGIE DE LA FIÈVRE TYPHOÏDE.

QUELQUES CONSIDÉRATIONS SUR LES MOYENS PROPHYLACTIQUES

> Comme certaines contagions par excellence ont pour cause prochaine ou pour contagient un être organisé parasitaire, ne serait-il pas permis de supposer que d'autres êtres organisés, d'une espèce donnée, sont aussi les agens des autres contagions? (M. Bouillaud, *Bull. de l'Acad. de méd.*)

Le livre dont nous publions la traduction n'a pas besoin d'être recommandé au public médical. Son importance est depuis longtemps connue en France. Les extraits et les citations qui en ont été données, jusque dans ces derniers temps, n'ont fait qu'augmenter le désir d'en avoir le texte complet. Il y a trois ans que mon ami le docteur Murchison a bien voulu me confier le soin de faire une édition française de son ouvrage. Je ne me pardonnerais pas de n'avoir pas répondu plus tôt à sa confiance, si le retard avait dépendu de ma volonté.

Les raisons qui en ont été la cause n'ont pas d'intérêt pour le lecteur. Aujourd'hui encore je regrette de ne lui offrir qu'une portion de l'œuvre de Murchison. Cette portion, il est vrai, est celle qui présente le plus d'intérêt aux Français. Le titre anglais porte : *Traité des fièvres continues de la Grande-Bretagne*, et comprend les quatre espèces de fièvres qui sévissent habituelle-

(1) Ce travail est l'introduction du *Traité de la fièvre typhoïde*, par le Dr Ch. Murchison, traduit par le Dr Lutaud, revu et annoté par le Dr Henri Gueneau de Mussy.

ment dans la patrie de l'auteur : le typhus, la fièvre relapse, la fièvre typhoïde et la fièvre continue simple ou fièvre éphémère. Les deux premières de ces affections ne sont que bien rarement et accidentellement observées chez nous ; les monographies qui les concernent ne seront publiées que plus tard. Toutefois quand nous avons rencontré dans l'histoire de la fièvre typhoïde des allusions à quelques passages de ces monographies, nous avons eu soin de les reproduire. J'emploie ici le pluriel, je me demande si j'en ai le droit. Le travail de la traduction appartient exclusivement à mon jeune et excellent confrère. Aussi compétent dans la connaissance des langues que dans la science de la médecine, il a accompli cette tache entreprise à ma sollicitation, de manière à conserver à ce beau livre les mérites qui font reconnaître l'auteur en Angleterre comme la plus haute autorité en matière de pyrétologie. C'est sir Thomas Watson, salué lui-même par tout le corps médical de son pays comme son plus noble représentant, qui fait ce glorieux complément au docteur Murchison, dont, toutefois, il ne partage pas complétement l'opinion, en matière d'étiologie.

On peut bien avancer sans exagération, que jamais la question des maladies virulentes et contagieuses, celle de la fièvre typhoïde en particulier, n'a, autant qu'aujourd'hui, occupé les esprits. Les prodigieux résultats obtenus par les investigations des savants de notre temps dans le champ des recherches étiologiques, deviennent eux-mêmes d'efficaces encouragements à de nouveaux travaux. Dans les grandes découvertes auxquelles on assiste, on veut trouver la promesse de découvertes plus grandes encore. Aussi voyons-nous les sociétés comme les congrès scientifiques mettre partout au premier rang de leur programme, la recherche des causes de la fièvre typhoïde. Les recherches, en tant qu'antérieures à 1873, sont discutées dans le livre du docteur Murchison.

Depuis lors la science a poursuivi ses investigations. De nouvelles discussions ont été engagées sur la question, et je ne crois pas qu'il soit hors de propos de résumer ici les diverses expressions de l'opinion sur un sujet que nul autre ne surpasse en importance.

Ce n'est pas d'aujourd'hui que les observateurs des faits de la nature se sont laissés préoccuper par l'analogie que présente le développement de certaines maladies avec les procédés de la fermentation, et il est digne de remarque que cette préoccupation s'est développée en raison directe des progrès simultanés de la médecine et des sciences physico-chimiques. La multiplication rapide de l'élément virulifère chez l'individu affecté, devinée longtemps avant d'avoir été constatée et la transmission de ce même élément à un individu sain offre une ressemblance si frappante avec l'action du levain que le docteur William Farr, chef du Bureau de la statistique en Angleterre, a adopté pour désigner les maladies infectieuses, le terme qualificatif de zymotiques.

Robert Boyle, praticien anglais qui consacra presque toute sa vie et ses grandes richesses à l'étude des sciences physico-chimiques par la voie expérimentale, écrivait il y a plus de deux siècles cette phrase mémorable : « Celui qui comprendra à fond « la *nature* des ferments et les fermentations, sera probable- « ment beaucoup plus que ceux qui les ignorent, capable de se « rendre un compte clair de certaines maladies qui ne seront « peut-être jamais complétement comprises sans qu'on pré- « nètre dans la doctrine des fermentations.

Il a été donné à notre siècle et à notre patrie de voir naître cet homme, et il semble que l'horoscope tiré par Robert Boyle ait pressenti M. Pasteur. Le génie et la sagacité de notre compatriote a réussi à pénétrer la nature des fermentations; en établissant l'identité des organismes ferments avec des corpuscules suspendus dans les milieux qui nous entourent, et en démontrant leur ressemblance avec d'autres organismes qui peuvent pénétrer dans l'être vivant, en prendre possession et en opérer la destruction en se comportant à son égard d'une manière analogue à celle dont les ferments se comportent avec les liquides fermentescibles, M. Pasteur a ouvert des voies inconnues jusqu'à lui. L'étiologie et la thérapeutique s'y sont engagées, et y ont trouvé pour la médecine et la chirurgie des indications dont l'humanité à déjà profité, et pourra profiter bien plus encore. La difficulté est de ne pas s'égarer dans ces voies, et de ne pas y recueillir pour des vérités réelles de simples apparences pouvant de loin faire illusion. Ses travaux impérissables, comme les appelle le professeur Tyndall, en ont engendré d'autres qui viennent tous les jours les confirmer et les étendre.

De la comparaison sérieuse de l'action du ferment avec ce qui se passe dans quelques maladies contagieuses, est née la théorie du germe morbifique qui occupe aujourd'hui tant d'esprits supérieurs.

Voici deux vases contenant un liquide limpide, de l'urine dialectique fraîche dans laquelle plonge un thermomètre délicat. Dans l'eau de ces vases on inocule une quantité aussi minime que possible de levure de bière, l'autre est laissé intact. Pendant les 12 premières heures l'observateur ne distingue aucun changement. Plus tard le liquide du vase inoculé commence à fermenter, et le thermomètre s'y élève très-sensiblement. Le second jour, la fermentation est complète, et la température du liquide, a monté de près de 2°. Cet état de perturbation dure cinq jours, après quoi la température s'abaisse au degré ou elle est restée dans le vase non inoculé et le liquide s'éclaircit en déposant un sédiment considérable de levure de bière. Alors, vers le sixième jour, le liquide du vase non volontairement inoculé commence à se troubler à son tour, à fermenter. Le thermomètre y indique une élévation de température de plus de 1 degré qui persiste pendant six jours au bout desquels il s'éclaircit comme celui de l'autre vase par la formation d'un dépôt de bière au fond du vase. N'y a-t-il pas là, demande le docteur Roberts qui exposait naguère ces expériences devant l'Association médicale de la Grande-Bretagne réunie à Manchester, une analogie frappante entre cette fièvre développée dans un flacon, et la manifestation d'une fièvre éruptive comme la petite vérole. — Dans les deux cas : inoculation volontaire ou fortuite, période incubatoire séparant le moment où l'inoculation a eu lieu, et la manifestation des premiers symptômes ; élévation de température, multiplication de la substance virulente ou de la levure ; enfin, défervescence ou cessation du travail perturbateur. Tous ces traits ne présentent-ils pas entre eux une grande ressemblance? Toutefois, ajoute le savant clinicien, « la comparaison ne peut pas être poussée plus loin. Je ne « prétends pas dire que le sang ou les tissus du varioleux, « subisse-ils des changements comparables à la conversion

« du sucre diabétique en alcool et acide carbonique et je ne « voudrais pas non plus qu'on m'attribuât l'opinion que l'élé- « vation de la température de l'urine diabétique par la fermen- « tation est absolument l'analogue de l'hyperthermie fébrile.

Ces différences ne sont pas les seules. Il y en a une entre autres qui frappe tout d'abord, c'est que la fièvre dans la bouteille a été évidemment précédée de l'introduction d'un organisme vivant le *torula cerevisiæ*, sans qu'on puisse *a priori* affirmer que rien de pareil ait eu lieu dans le cas de la fièvre variolique développée sans inoculation directe. Il s'agit d'examiner si cette différence est aussi réelle qu'apparente et de voir si la variole *spontanée* n'est pas le produit de l'introduction d'un germe tout aussi sûrement que la variole qui a résulté de l'inoculation volontaire.

Essayons de dire d'abord ce que c'est qu'un germe.

Leeuwenhoek, dès le commencement du siècle dernier, avait découvert avec son microscope très-imparfait dans divers produits organiques, tels que les matières intestinales et le tartre dentaire, de petits corps filiformes, extrêmement minces, qui reçurent plus tard le nom de vibrioniens en raison de la motilité dont ils sont doués. On n'aperçoit en eux nulle organisation distincte appréciable, même aux instruments actuels. Les uns ont des mouvements vacillants non flexueux autour de leur centre et de leurs extrémités, ce sont les bactéries. Les autres des mouvements ondulatoires, ce sont ceux du genre vibrio. D'autres se meuvent en spirale, ce qui leur a valu le nom de spirilla.

Les individus de la plus petite taille apparaissent au plus fort grossissement comme des points mouvants ou immobiles, Ils peuvent même être si ténus qu'on ne constate leur présence qu'à l'état d'agglomération. Les plus longs atteignent 20 centièmes de millimètre. Il y a vingt ans, ces organismes qu'on trouvait dans beaucoup de liquides organiques en voie de décomposition, des liquides pathologiques, tels que le pus des abcès chauds chez l'adulte, quelquefois même dans des liquides normaux, n'offraient d'intérêt que par la difficulté qu'on éprouvait à les classer, et on ne s'en occupait guère, lorsque M. Pasteur, découvrit qu'en apportant de profondes modifications dans la constitution chimique des milieux où ils se développent, ils devenaient les agens d'un grand nombre de fermentation. M. Davaine les étudia de très-près; il établit leur place dans le règne végétal à côté des conferves. Impossibles à distinguer les uns des autres par les caractères qu'ils présentent à la vue aidée des plus puissants microscopes, les vibrioniens se classent toutefois en catégories très-diverses par la manière dont ils se composent avec les milieux. Les uns ne vivent que dans l'oxygène ou l'air libre, ce sont les *aérobies* de M. Pasteur; les autres ne prennent l'oxygène qu'en l'enlevant à des combinaisons organiques dont il fait partie, ce sont des *anaérobies* On en voit qui résistent à une température de plus de 100° et d'autres, qui périssent à moins de 50°. Il en est de même de la dessiccation qui tue ceux-ci, et que ceux-là subissent sans périr. Ce qui, en l'absence de tout autre caractère, fait reconnaître entre eux des distinctions profondes, c'est le mystérieux caprice qui les dirige dans le choix de leur habitat. En voici un exemple observé par M. Pasteur.

Le ferment de l'acide tartrique ordinaire est un vibrionien. Cet acide dévie à droite le plan de la lumière polarisée; on connaît un autre acide tartrique, qui opère la déviation à gauche, d'où les dénominations d'acide tartrique droit et d'acide tartrique gauche; la composition chimique de ces deux acides est absolument la même, les agents de la fermentation dans ces deux acides sont deux vibrions, et le vibrion ferment qui détruit l'acide droit, n'a aucune action sur l'acide tartrique gauche; autrement dit, il ne se développe pas dans un milieu ou ce dernier acide existe à l'exclusion de l'autre. Il y a un troisième acide, l'acide racémique qui résulte de la combinaison d'une molécule d'acide tartrique droit avec une molécule d'acide tartrique gauche. Si le racémate d'ammoniaque est soumis à l'action du vibrion tartrique droit, la fermentation commencera et se continuera jusqu'à destruction complète dudit acide, et l'acide tartrique gauche restera intacte tant qu'il ne sera pas attaqué par le vibrion spécifique.

Je ne multiplierai pas ces citations : elles suffisent à montrer que ces variétés de propriétés révèlent chez les vibrioniens, des variétés d'espèces tout aussi distinctes que si elles s'exprimaient par des caractères appréciables à la vue. En

1850, date qu'on est trop disposé à oublier, M. Davaine avait signalé dans le sang des animaux atteints de *sang de rate*, la présence d'un vibrioniens immobile qu'il appela bactéridie. Cette découverte éclairée et développée par les travaux de Pasteur fournit une application frappante à la théorie moderne du germe morbifique.

Ici se présente une question, oiseuse sans doute pour la plupart des lecteurs, imposée cependant par la résistance de quelques esprits distingués aux solutions les plus évidentes. Quelle est l'origine de ces organismes? sont-ils formés de la réunion des éléments protoplasmiques pris aux milieux dans lesquels on les trouve, ou viennent-ils des milieux externes où ils préexistaient. On peut dire que si cette question de physiologie est aujourd'hui résolue de la manière la plus satisfaisante, ce n'est pas sans avoir soulevé les plus ardentes discussions, et provoqué les plus subtiles recherches. Je n'essaye pas de raconter les phases par lesquelles elle a passé depuis vingt ans, les objections minutieuses sans cesse répétées par le partisans de la génération spontanée et toujours, à mon sens, réduites à néant par M. Pasteur et ses disciples; je veux cependant rapporter quelques faits d'expérimentation récente qui ajoutent encore l'évidence à l'évidence.

Le docteur Roberts à l'aide de précautions prises contre l'intervention de l'air et pour le détail desquelles je renvoie le lecteur au texte du très-intéressant discours qu'il a prononcé naguère à Manchester, avait conservé pendant plusieurs années dans des flacons d'où il avait chassé l'air, probablement stérilisés par la chaleur, des liquides organiques très-putrescibles, tels que de l'urine, du liquide pleurétique, du sérum de vésicatoire, sans leur voir subir la moindre altération. Il vint à ouvrir à l'air libre quelques-uns de ces flacons; dans d'autres il introduisit une quantité d'eau ordinaire; bientôt après, il y vit se développer de nombreux vibrioniens. Dans une seconde expérience, il ne laissa arriver l'air ou le liquide contaminant à ses liquides putrescibles qu'à travers un filtre de terre de pipe, et ceux-ci ne perdirent rien de leur parfaite limpidité. C'est par une filtration semblable que M. Alph. Guérin prévient au moyen des pansements ouatés la fermentation putride. Le docteur Tyndall aussi s'en est mêlé, et il a apporté à l'investigation du sujet toute l'énergie que lui donne sa passion pour la vérité scientifique, doublée de son génie expérimentateur. Il a commencé par démontrer qu'un rayon concentré de lumière électrique révélait par la réfraction la présence dans l'air de poussières bien autrement tenues que celles que les plus puissants grossissements permettent de distinguer; il a reconnu de plus qu'une grande proportion de ces poussières était formée de matière organique et enfin que là où le rayon lumineux était réfracté par ces poussières, les liquides fermentescibles se décomposaient rapidement, tandis qu'ils se conservaient indéfiniment dans l'air qu'il avait pu rendre obliquement pur, c'est-à-dire sans signe de réfraction aucune.

Peut-on déduire de ces expériences qui ne sont que des procédés différents d'expériences analogues précédemment faites, une autre conclusion que celle-ci : la fermentation ou la putréfaction observée ne peut être causée que par l'introduction dans les liquides d'expériences, des particules solides qui flottent dans l'air, ou qui sont suspendues dans l'eau employée; et ce n'est que par un procédé semblable que la fermentation a pu avoir lieu, et que l'imprégnation variolique a pu se produire dans les exemples cités plus haut où le ferment d'une part et le contage de l'autre n'ont pas été volontairement introduits dans le liquide et sous la peau. Je dis un procédé semblable; car il résulterait d'expériences dont je parlerai bientôt que le contage de la variole est, comme le ferment, quelque chose de particulier.

Chacun sait avec quelle imperturbable patience M. Pasteur est arrivé à discerner les organismes spécifiques d'un grand nombre de fermentations; comment, en les isolant par des cultures successives, il a trouvé et montré que tel organisme produisait une fermentation spéciale et pas d'autre, ainsi que nous l'avons vu tout à l'heure pour l'acide tartrique.

Il s'agissait d'appliquer ces démonstrations à l'étiologie et à la pathogénie des maladies dans lesquelles l'économie animal est envahie par des vibrions, de montrer quelle part, par exemple, la bactéridie de M. Davaine avait à la pathogénie des affections charbonneuses. Ce point si contesté, obscurci quelquefois par des anomalies inattendues, a été enfin, depuis peu de temps, éclairé de la plus vive lumière par des travaux entrepris simultanément dans les laboratoires français et allemands.

On ne contestait pas que le sang inoculé à un animal susceptible de prendre la maladie la lui communiquât. La discussion portait sur la détermination de la partie de ce sang qui transmet le mal; est-ce le plasma et ce qu'il tient en dissolution, ou bien sont-ce les éléments solides, qui font l'office de contage? MM. Colze et Feltz, et Davaine avaient montré que des fractions de goutte infinitésimales du liquide virulent peuvent donner la mort. On devait donc se demander si la virulence du sang charbonneux ne tenait pas au liquide lui-même, aussi bien si non plus qu'à l'organisme figuré. Tout en se reconnaissant disposé à voir le contage dans la bactérie, le professeur Chauveau déclarait que le fait serait bien plus assuré, si l'on parvenait à laver le vibrion de tout soupçon de contamination de la part du sang de l'animal charbonneux. M. Pasteur n'a pas reculé devant cet appel. Il s'est assuré d'un liquide capable d'offrir un habitat convenable au vibrion, il l'a trouvé dans l'urine; et il s'en est servi pour y cultiver la bactéridie et l'y faire passer par un nombre de lavages et de générations, assez grand pour qu'il fût impossible qu'il lui restât rien du liquide au sein duquel elle avait été originellement recueilli. Ainsi lavée et purifiée la bactérie inoculée a produit le charbon; et, d'un autre côté, le liquide dans lequel elle avait été cultivée, filtré convenablement, a pu être injecté sans donner la maladie.

La question semble donc résolue. Toutefois certains faits bien observés paraissent contredire ceux-ci, et retirer à la bactérie la part capitale qui lui est attribuée dans la production du charbon. On a vu des liquides organiques mis à l'abri de toute contamination, être envahis par la fermentation, après avoir subi une ébullition prolongée. Bien que la bactéridie charbonneuse périsse rapidement dans les milieux qui ne lui sont pas favorables, on a vu aussi de temps à autre, des épidémies charbonneuses prendre naissance et se développer dans des étables où la maladie avait sévi des mois et même des années auparavant, mais où on avait cru prendre toutes les précautions propres à détruire les contages. Tout dernièrement

M. Paul Bert, dans une première série d'expériences, avait soumis du sang charbonneux à une pression d'oxygène de 10 atmosphères, et à l'action de l'alcool concentré. La virulence avait survécu à ces traitements, et l'expérimentateur en concluait qu'elle ne pouvait pas dépendre de germes organiques figurés qui n'y auraient certainement pas résisté. Enfin des inoculations de sang soi-disant charbonneux avaient amené la mort sans qu'on put découvrir chez les animaux inoculés de traces de bactéries.

Ces anomalies semblaient fournir des arguments victorieux aux adversaires de la doctrine du contage vivant et particulé, mais des observations minutieuses et persévérantes ont réussi à dissiper tous les doutes.

M. Davaine avait déjà remarqué que dans les formes variées que peuvent revêtir les vibrions, les plus petits, les moins distincts sont ceux qui résistent le plus aux causes de destruction. La même observation avait été faite par Roberts de Manchester, il avait aussi avancé et cherché à prouver que des particules germinales pouvaient survivre à la température de l'eau bouillante ; en même temps le docteur Burdon Sanderson expliquait la permanence de la contagion dans certaines étables par la supposition que les organismes du sang de rate existaient dans deux états, l'état de bactéries caduques telles qu'on les trouve dans le sang, et l'état plus résistant de semences ou de spores dans lequel ils peuvent se maintenir pendant un temps indéfini. Cette supposition s'accordait d'ailleurs avec le résultat des recherches de M. Dallinger et du docteur Drysdale. Ces messieurs avaient trouvé que certaines monades complétement développées périssaient dans une température de 60°, tandis que leurs spores, si ténus qu'ils sont individuellement invisibles au plus puissant grossissement, pouvaient encore germer après avoir été exposés pendant plus de dix minutes à une chaleur de 140°.

Ces observations, comme ces hypothèses, ont été confirmées et justifiées par les études faites au laboratoire physiologique de Breslau, où le professeur Cohn observa des faits analogues chez les bactéries des infusions de foin qui avaient été bouillies. Il les vit d'abord naître de spores, passer ensuite par toutes les phases de leur croissance, et retourner à l'état de spores.

Il pensa qu'il pouvait en être de même de la bactéridie du charbon, et ses présomptions viennent d'être vérifiées par M. Koch, son élève.

C'est sur les souris, très-sensibles au contage charbonneux, que M. Koch a fait ses expériences. Il prit une proportion infinitésimale de sang charbonneux, et le mêla sur le porte-objet à de l'humeur aqueuse de l'œil du bœuf, recouvert d'une lamelle de verre très-mince; puis il déposa la préparation dans un incubateur qu'il maintint à la température du corps, en ayant soin de l'examiner fréquemment. Au bout de deux heures les bâtonnets commencèrent à s'allonger, et en quelques heures de plus ils devinrent de longs filaments; plus tard encore, à des intervalles assez réguliers, apparurent le long de ces filaments des points opaques qui grossirent peu à peu pendant vingt heures au bout desquelles ils acquirent l'apparence de corps ovales réfractant fortement la lumière; enfin les fils se rompirent finissant par se dissoudre complétement, et il ne resta plus que les spores qui se comportèrent de diverses manières suivant qu'on leur retira ou qu'on leur fournit des moyens de subsister. Si, à la suite de ces transformations, on les abandonnait à eux-mêmes sans nourriture, ils ne changaient pas d'état. Mais en leur donnant un supplément de liquide nourrissant, M. Koch les vit se transformer en bactéries, puis en filaments et repasser enfin par les phases déjà observées. Il lui restait alors, à prouver l'activité pathogénique des bâtonnets et des spores, ainsi cultivés artificiellement; il le fit en introduisant le liquide tantôt chargé de bâtonnets, tantôt chargé de spores, dans une petite incision faite à la peau de la souris; dans les deux cas il ne manqua jamais de produire la fièvre charbonneuse. Inoculait-il au contraire le liquide dans lequel il ne s'était développé ni spores ni bâtonnets pendant le séjour dans l'incubateur, il n'obtenait qu'un résultat nul. Enfin, M. Koch, reconnut qu'à l'état de bâtonnet, la bactéridie ne possédait qu'une vitalité peu résistante, et qu'elle perdait sa qualité de contage après six semaines au plus, tandis qu'à l'état de spore elle la conservait indéfiniment et en dépit des traitements les plus destructeurs. Soumises à l'écrasement, humectées et séchées à plusieurs reprises, soumises même à l'action des liquides putrides pendant longtemps, les spores de la bactéridie conservent encore au bout de quatre ans les mêmes propriétés virulifères. Il n'est donc pas étonnant qu'un liquide virulent par la présence de spores bactéridiens ne perde rien de ses qualités après avoir subi la pression de l'oxygène à haute tension ou le contact avec l'alcool concentré.

Pour que ces épreuves pussent être concluantes, il fallait les faire avec des bactéries périssables. M. Pasteur a envoyé à M. Paul Bert du liquide chargé de bactéries charbonneuses à l'état de développement complet. Le savant physiologiste après l'avoir fait passer par les épreuves fatales aux organismes vivants a constaté qu'il avait perdu les propriétés virulentes : les contages étaient tués. A ceux qui pensaient avoir vu mourir des animaux inoculés de sang charbonneux sans trouver dans leur sang de bactéridies, MM. Pasteur et Davaine ont montré que le sang prétendu charbonneux est du sang putride, du sang capable de donner la mort même lorsqu'il n'est introduit dans l'économie qu'à la dose la plus faible que l'imagination puisse concevoir.

La réunion et la comparaison de ces faits, démontrent d'une manière irréfutable : que la maladie charbonneuse est causée par l'introduction chez un individu sain d'un organisme vivant, provenant d'un autre individu infecté du même mal, que la transmission ait lieu directement ou par l'intermédiaire d'un insecte qui la transporte ; la bactéridie, une fois introduite, se multiplie à l'infini, et avec une telle rapidité, que, selon M. Davaine, le nombre de ces contages peut dépasser celui des globules du sang en peu de jours.

Le charbon n'est pas la seule maladie dans laquelle ce procédé étiologique puisse être constaté avec la même évidence ; il se retrouve à l'œuvre dans la production de la septicémie ; là aussi, c'est un vibrion qui est l'agent morbifique, mais un vibrion à caractères et à aptitudes différentes. La bactéridie est immobile, et ne vit que dans l'oxygène à l'état libre ; elle est aérobie. A ce titre, elle diffère des ferments proprements dits qui ne se nourrissent d'oxygène qu'en l'enlevant aux substances dans lesquelles il est combiné. C'est principalement dans le sang qu'elle habite et qu'elle pullule. Le vibrion septicémique comme un vrai ferment est anaérobie; il vit et multiplie sans oxygène libre, et même il s'y flétrit et y prend très-rapidement la forme de spores; il se développe dans les tissus d'une vitalité très-affaiblie autour des cavités splanchniques d'abord; et ne pénètre qu'en dernier lieu dans les vaisseaux sanguins, où il peut prendre un développement considérable. Ne peut-on pas attendre des effets pathogéniques différents de la présence d'êtres doués de propriétés si dissemblables, s'établissant dans des habitats divers, et s'y comportant chacun à leur manière.

Il est encore une maladie très-contagieuse, très-bizarre dans ses allures, à peine connue en France, fréquente en Écosse et en Irlande, observée en Angleterre, en Russie, en Pologne et encore en d'autres contrées de l'Europe, répandue aussi dans le nord du continent américain, qui est invariablement caractérisée par la présence dans le sang de vibrioniens qui se meuvent en spirale. Ces spirilles, c'est M. Obermeier de Berlin qui les a vus le premier en 1868 et depuis ils ont été trouvés par tous ceux qui les ont cherché, chez des sujets malades de la fièvre relapse.

Cette pyrexie doit son nom à sa marche toute particulière; elle débute soudainement par des frissons, et se développe pendant cinq ou six jours avec tous les caractères d'une fièvre continue grave, à rémissions momentanées; les symptômes s'appaisent alors brusquement, ordinairement à la suite d'une sueur abondante. Après un intervalle de même durée dans lequel la santé paraît irréprochable, le mal revient soudainement avec un appareil symptomatique en tout semblable au premier paroxysme, pour cesser encore par une brusque défervescence. Ces mêmes périodes peuvent se renouveler jusqu'à trois ou quatre et même cinq fois avant que la santé soit définitivement rétablie. La terminaison fatale est très-rare, et une première attaque ne préserve pas d'atteintes ultérieures.

M. Heydenreich de Saint-Pétersbourg a suivi avec la plus minutieuse attention l'évolution de la fièvre relapse dans 46 cas, examinant l'état du sang et observant la température de deux à six fois par jour. En tout, il a fait mille fois l'examen du sang. Il a constaté que chaque fois que la température s'élevait, soit pendant les grands paroxysmes, soit pendant les exacerbations momentanées durant le paroxysme ou à la fin de l'intervalle apyrétique, cette élévation était précédée de l'apparition des spirilles dans le sang. Ils disparaissaient peu de temps avant la crise, et ne se montraient pas pendant toute la durée de la période apyrétique. Au contraire, ils se retrouvaient dans le sang, tant que durait le paroxysme, mais en nombre très-variable, changeant d'un jour et même d'une heure à l'autre, et pendant ces variations la température se maintenant élevée, ou ne subissant que de très-légères différences. Les irrégularités déjà notées par d'autres observateurs leur avait suggéré des doutes sur l'identité du spirille avec le contage de la fièvre relapse. M. Heydenreich proposa les explications suivantes :

D'abord il remarqua que les organismes ne vivaient en dehors du corps du malade, qu'à la condition de maintenir le sang qui les conservait à la température ordinaire de la chambre. Exposés à une température égale à celle du corps ou de celle de la fièvre (40°) ils mouraient rapidement. Cette remarque le conduisit à supposer que pendant les grands paroxysmes plusieurs générations de spirilles se succédaient l'une à l'autre avant qu'elles disparussent définitivement à l'époque de la crise. Il supposa encore que, dans les cas les plus ordinaires, l'éclosion des générations empiétaient l'une sur l'autre, si bien qu'une apparaissait avant que la précédente fut complétement détruite. Ceci lui expliqua les grandes variations constatés dans le nombre des spirilles à de courts intervalles. Quelquefois cependant il pourrait arriver que tous les spirilles aient péri, c'est pourquoi on n'en retrouvait plus dans le sang et c'est aussi ce qui donnait lieu aux rémissions qui surviennent dans le cours des paroxysmes. La corrélation de l'apparition des spirilles et de l'élévation de la température étaient si constantes que M. Heydenreick prédisait avec la plus rigoureuse précision, et sans se tromper une seule fois en l'absence de tout autre symptôme, l'élévation de la température par le seul fait de la réapparition de la spirille. Ces explications sur lesquelles je reviendrai, sont loin d'être satisfaisantes, et appellent de nouvelles études. Au lieu de croire que les spirilles disparaissent réellement pour revenir ensuite, on pourrait supposer qu'ils persistent à l'état de spores invisibles reprenant par intervalles leurs développement complet.

Mais alors, comment dans les inoculations faites en Russie, sur des individus qui s'y sont volontairement prêtés, le sang n'a-t-il été contagieux qu'à la condition d'être pris pendant les crises? La culture des spirilles éclairerait peut-être la question. En attendant bien que le professeur Lebert pense qu'on ne puisse guère douter qu'un parasite si nettement déterminé, si abondant dans la fièvre relapse qui est la seule maladie ou il ait jamais été observé n'ait une part importante au développement et à la propagation de la maladie en question, il n'est pas encore permis de dire que la fièvre relapse est la maladie du spirille comme le charbon est la maladie de la bactéridie. Or, le charbon est aussi bien, comme le dit M. Pasteur, la maladie de la bactéridie que la gale est la maladie de l'acarus, la trichinose la maladie des trichines. Sans doute ce n'est qu'un moment que ces affections se trouvent rapprochées les unes des autres par le mode étiologique. Le développement symptômatique ne tarde pas à les séparer par de grandes distances; ces différences tiennent à la manière propre de chacun de ces êtres d'exploiter l'organisme qu'il pénètre à de plus ou moins grandes profondeurs. L'acarus borne ses attaques à la surface de la peau, où il est facilement atteint de façon que de notre temps la gale peut être guérie en moins de deux heures. C'est dans le tissu musculaire que pénètre la trichine, où suivant l'importance des fonctions auquel prennent part les muscles envahis, surviennent les accidents de gravité diverse, quelquefois mortels, dont M. Delpech a tracé le tableau. La bactéridie s'attaque à la substance la plus importante de l'organisme, au sang même et le trouble dans sa fonction vitale en lui enlevant l'oxygène qu'il devait porter aux organes, tandis que le vibrion septique arrête les transformations nécessaires à la vie en leur substituant une fermentation putride.

A la fièvre typhoïde elle-même paraît être associée la présence d'un microphyte décrit en 1874 par un des médecins chargé par le conseil privé de poursuivre des investigations relatives à la pathogénie des maladies contagieuses. Le docteur Klein a exposé ses recherches dans un rapport très-étendu, illustré d'un grand nombre de planches, où figure le micrococcus soit isolé, soit aggloméré, tel qu'il l'a observé dans les selles typhoïdes, dans les tissus de l'intestin malade et dans les glandes mésentériques. C'est un fongus qui possède des filaments de mycélium sur le trajet desquels on voit des renflements qui contiennent des spores. Il est remarquable que ces organismes ont la plus grande ressemblance avec le *crenothrix polyspora* découvert par M. Cohn dans le puits d'un quartier de Breslau fameux par les ravages de la fièvre typhoïde. M. Cohn a étudié l'histoire naturelle de ces fongus qui passent par des formes très-diverses de développement. La description qu'il en a donnée correspond exactement à celle des micrococci du docteur Klein. Dans les selles le fongus se montre aggloméré en grosses masses spheroïdes formées de nombreux micrococci tenus ensemble par une sorte de glu transparente. Dans l'incubateur à 39°, ces masses sphéroïdes se multiplient considérablement, et si on ne les maintient pas à l'abri de l'air, on les voit envahis par le *bactérium termo* qui détruit en pullulant lui-même, les micrococci. Dans l'intestin, M Klein l'a étudié à différentes périodes de la maladie. Dans un cas où la mort a eu lieu le sixième jour, certaines parties de la membrane muqueuse de l'iléon qui, à l'œil nu, ne présentent d'autres altérations appréciables qu'une très-légère tuméfaction œdémateuse et les cryptes de Lieberkühn contiennent des groupes de ces organismes reliés entre eux par une substance glaireuse. Ils sont d'un vert-jaunâtre, et réfractent fortement la lumière.

Leur volume varie depuis celui d'un très-fin granule, jusqu'à celui qui serait le double d'un globule rouge du sang. Ils ont en général la forme d'un sphère, d'un sablier ou d'une fève. A la circonférence de leurs agglomérations on en voit quelques-uns à forme d'haltère dont l'apparence, suivant l'expérience de l'auteur, montre que ces corpuscules multiplient par division transverse.

Ce n'est pas seulement dans les cryptes de Lieberkühn que se logent les produits du fongus. On les trouve encore en masses plus ou moins considérables dans le tissu de la membrane muqueuse, aux environs des plaques de Peyer. Ils abondent dans les espaces lymphatiques qui entourent les cryptes, et le tissu qui y confine ; on les suit, moins nombreux toutefois, dans les vaisseaux lymphatiques, les veines, et les capillaires veineux, non-seulement au voisinage des plaques de Peyer et des glandes solitaires, mais aussi dans le tissu muqueux et sous-muqueux. Le docteur Klein a dans d'autres cas retrouvé les micrococci sous l'épithelium, entre celui-ci et la trame des villosités. Il les a vus dans l'épaisseur des parois veineuses, qu'ils traversent pour pénétrer dans les vaisseaux. Dans ces diverses situations ils forment souvent des agglomérations en masses sphéroïdes analogues à celles qu'on trouve dans les selles. A des périodes plus avancées la végétation parasite se montre dans les tissus désorganisés (nécrosés) des follicules isolés ou agminés, et semble produire par son développement, leur destruction plus ou moins complète. L'observateur les suit jusque dans la substance des ganglions mésentériques en voie de décomposition. Il a essayé de communiquer la fièvre typhoïde aux animaux, en particulier à des singes, en mêlant dans leurs aliments des détritus fourmillant de micrococci, il n'y a pas réussi. M. John Simon en présentant aux lords du Conseil privé les travaux du docteur Klein considère comme approximativement prouvé que la contagion de la fièvre typhoïde a son essence en tout ou en partie dans le microphyte nouvellement découvert, et que cet exemple confirme la doctrine qui attribue la constitution des contages spécifiques à des formes organiques spécifiques.

Les organismes dont il vient d'être question, si ténus qu'ils soient, ont cependant des formes et des propriétés physiologiques qui permettent de les reconnaître pour des êtres doués de vie. Il en est d'autres beaucoup moins visibles encore qui sont tenus en suspension dans les liquides pathologiques à l'état de granules très-fins, libres ou adhérents aux éléments cellulaires. Que ces liquides soient du pus putride, ou une humeur virulente, telle que celles de la vaccine, de la clavelée, ou de la morve, les granules se présentent au microscope sous un même aspect. Mais de leur présence ou de leur absence résultent des effets si différents, qu'il est impossible de ne pas leur attribuer une certaine part dans la pathogénie des maladies auxquels ils se trouvent associés. Voici un résumé de ce que M. Chauveau nous a appris sur ce sujet.

Les liquides en question introduits à l'état de pureté dans le tissu conjonctif y font naître une inflammation phlegmoneuse plus ou moins intense qui se termine ordinairement par un abcès au lieu ou a été pratiquée l'inoculation.

L'agent producteur de cette inflammation, est certainement l'élément figuré contenu dans le liquide; car, si on parvient à séparer cet élément cellulaire ou granuleux du liquide ambiant, celui-ci réduit au sérum et aux matières dissoutes n'est plus apte à produire l'inflammation dans le tissu conjonctif; il n'est plus phlogogène. Si au contraire après avoir fait passer ces éléments solides par des lavages successifs, on les mêle a un liquide inoffensif tel que de l'eau pure, l'injection de cette eau ainsi chargée produit la même phlogose que l'introduction du pus lui-même.

C'est donc bien aux corpuscules solides que l'inflammation doit être attribuée; en est-il de même de la virulence? La réponse est affirmative. En effet un liquide virulent privé des éléments solides perd ses propriétés spécifiques, c'est-à-dire cesse de reproduire la maladie dont est affecté l'individu sur lequel il a été pris. De plus en comparant la manière dont les liquides virulents, plus ou moins dilués, se comportent avec l'action des humeurs inflammatoires simples traitées de la même façon, on observe des différences qui témoignent des propriétés spécifiques de ces éléments figurés.

Dilué dans cinq parties d'eau, plus ou moins, le pus simple perd la propriété phlogogène, et j'aurais dû dire que cette propriété est déjà très-atténuée si on enlève à l'humeur ses leucocytes tout en lui laissant ses autres éléments figurés.

L'humeur virulente au contraire ne perd rien de son activité par les dilutions, si étendues quelles soient. Une injection très-diluée, peut, quoique bien rarement, n'avoir pas d'effet contagieux; mais si elle agit, c'est avec autant d'activité que si le liquide avait été employé pur.

N'est-ce pas la preuve que les dilutions ne font qu'éloigner les particules protoplasmiques les unes des autres; qu'elles peuvent séparer ces particules au point que la quantité de liquide prise pour une injection n'en contienne pas, et alors il n'y a pas d'effet, tandis que l'action contagieuse s'exerce toute entière si l'instrument rencontre une particule spécifique dans le liquide injecté; l'individu inoculé subit la maladie spécifique ainsi communiquée dans toutes ses phases, à ce point même que cette maladie confère l'immunité contre une seconde atteinte quand il s'agit d'affection qui n'attaque qu'une fois le même sujet. M. Chauveau appelle les maladies à contages formés de ces granules protoplasmiques, maladies virulentes proprement dites, se refusant à les confondre avec les maladies causées par des parasites ferments. Je n'ai garde de me plaindre d'une réserve si sage, et cependant j'avoue que je ne vois pas bien ce qui distingue ces contages granuleux d'autres contages, de la bactéridie par exemple, si ce n'est leur exiguité, et l'ignorance où nous sommes sur leur mode d'action. M. Chauveau insiste beaucoup sur la ressemblance complète des effets *locaux* de l'injection du pus simple avec les effets du pus spécifique. C'est qu'il y a là un élément commun, le leucocyte, et tant qu'il emploie ce pus faiblement dilué, il produit la phlogose locale. Pour cela il faut une certaine masse. Pourquoi cette masse, insuffisante après dilution à produire l'inflammation locale quand il s'agit de pus simple, ne manque-t-elle pas de la produire quand il s'agit de pus virulent? C'est que, dans ce cas, ce n'est plus dans la quantité que réside l'activité, c'est dans la qualité de l'agent, dans sa spécificité. D'où vient cette activité? ici, je laisse répondre M. Chauveau. L'activité virulente se développe et se confine étroitement dans la matière génératrice ou protoplasma granuleux des néoformations que provoque l'excitation spécifique due à la présence du principe virulent. Cette théorie déjà mise en avant par Lionel Beale qui appelle les néoformations des bioplasmes suppose dans la fabrication de toutes pièces d'un germe nouveau. En tout cas cette néoformation est bien, ou tout au moins devient, un germe, puisqu'elle est seule capable de se reproduire et qu'elle se reproduit en effet à l'infini chez l'individu contagioné. Ce sont si bien des germes que M. Chauveau ne leur donne pas d'autre nom. La cause intime de la virulence, dit-il en résumant une de ses études, réside dans les propriétés spécifiques qu'acquiert le protoplasma des élément qui naissent et se développent au contact d'un germe virulent déjà doué de ces mêmes propriétés spécifiques en produisant des germes semblables.

Jusqu'à présent ces germes ne se distinguent d'autres particules que par les effets qu'ils produisent, et bien que nous puissions aujourd'hui constater leur existence mieux que Van Swieten qui ne faisait que les deviner, nous devons nous contenter de dire avec lui :

« Certè videmus toties in morbis aliquid, nonnisi effectis suis in corpori humano cognitum, turbare totum corpus et assimilare in suam naturam humores antesanos; qui humores sic mutati constituunt materiem morbosam dictam medicis, etquæ materies morbosa potentiam sæpe habet propagandi eumdem morbum. »

La doctrine du germe contage avait été professée avant que la présence des particules figurées eût été démontrée dans l'organisme. Voici ce que Hildenbrand écrit dans son livre du *typhus contagieux* (1811) ;

« Le typhus est toujours produit par contagion, c'est-à-« dire par communication, d'une *matière* qui, comme les « autres miasmes contagieux, occasionne chez un homme « sain, une fièvre particulière pendant laquelle se déve-« loppe de nouveau le germe d'une maladie semblable.

« Tout miasme contagieux a les propriétés : 1° de reproduire « son analogue dans une maladie qu'il a occasionnée ; 2° de « se répandre et de s'élever à l'infini en vertu de ce dévelop-« pement secondaire, c'est-à-dire aussi longtemps qu'il existe « une matière propre à recevoir le miasme et à en produire « un nouveau. Ces deux propriétés lui sont communes avec « les germes des animaux et des plantes. » Le langage de nos jours n'a rien à changer à ces expressions ; c'est presque dans les mêmes termes que M. William Budd, parle de « l'élément contagieux de la fièvre typhoïde qui est le produit de sa propre reproduction dans le corps atteint de maladie, et en sort pour se répandre ailleurs. » Il compare le germe de la fièvre typhoïde à celui de la variole, qui, ainsi que le démontre l'expérience de l'inoculation peut être introduite en quantité infinitésimale et reproduit dans les recoins les plus internes de l'organisme sous la forme d'un poison spécifique par un procédé tout spécifique qui constitue la fièvre contagieuse. Déjà M. Budd avait été un des premiers après Pellarin, Gietl de Munich et John Snaw, à expliquer la propagation du choléra par la théorie du germe contage transporté dans ses déjections. Depuis plus de vingt ans, il professe la même doctrine à l'égard du contage de la fièvre typhoïde: « Mon opinion est faite sur le germe contage depuis que « j'ai commencé à m'occuper de ses questions, écrivait-il à « Tyndall en 1870, et je ne doute pas que des organismes vi- « vants ne soient la cause spécifique des maladies contagieuses. « Au fait, il est impossible de parler de l'essence et des ca- « ractères distinctifs de ces fièvres, sans employer des termes « qui ne peuvent s'appliquer qu'à ce qui a vie. Lisez les « écrits les plus opposés à la théorie du germe contage « et vous trouverez qu'il n'y est question que de propagation « du semblable par le semblable, etc. »

Les opinions de Budd sur l'étiologie de la fièvre typhoïde sont discutées en leur lieu dans le cours de ce livre. Je me contente de dire maintenant que la théorie du germe contage dont il est un des plus chauds partisans, compte parmi ses défenseurs les autorités les plus imposantes, et à leur tête l'illustre sir Thomas Watson. Ce grand maître dont la sagesse et le savoir, la profonde expérience pratique, aussi bien que l'élégance et la clarté du langage font considérer ses écrits comme des modèles d'enseignement médical, vient de publier dans la *Revue du XIXe siècle*, un plaidoyer en faveur de la théorie des germes.

« Comme la vie ne provient que de la vie qui l'a précédée « et, comme selon le verdict de l'expérience scientifique « exacte, la génération spontanée n'existe pas, de même, « selon l'affirmation du même témoignage, il n'y a pas, du « moins à la présente époque du monde, d'origine spontanée « pour aucune de ces maladies spécifiques (les maladies zy- « motiques)... Elles ne peuvent naître que de la contagion... « c'est-à-dire en étant transmises d'une personne à une autre « par conctact direct, ou par des particules de matière flot- « tantes dans l'air, ou adhérentes aux vêtements, à la literie, « aux murs, aux meubles, et mises à la portée de celui qui « prend la maladie. Ces particules, plus ou moins nombreuses « constituent les contages. En langage populaire, on les appelle « des germes, ou, par une dénomination plus simple et plus « exacte, des semences, et chaque maladie de ce groupe a sa « semence propre et particulière. »

Cette théorie si séduisante par sa simplicité n'a cependant

pas porté la conviction dans tous les esprits. Je vais exposer quelques-unes des objections qui lui sont adressées.

Le docteur Burdon Sanderson (1) qui a, plus que personne, contribué à faire connaître les corpuscules « sphéroïdes » et leur présence dans les maladies infectieuses, exprime maintenant des doutes sur les titres des germes à être rangés dans la organismes. « Ils n'ont pas de structure, dit-il; suivant le professeur Tyndall lui-même, la matière germinale ou productrice de la vie où prennent naissance les bactéries n'a aucun caractère appréciable au microscope. Les prétendus germes de ces choses ultra-microscopiques, ne sont que des aggrégations moléculaires; tout ce qu'on ne peut dire est qu'ils sont mitoyens aux choses non vivantes et aux êtres vivants. »

A cette objection le docteur Tyndall répond : « Il est vrai que les particules organiques n'ont aucune structure appréciable à nos microscopes; il est même vrai que, si le rayon explorateur de lumière solaire ou de lumière électrique révèle dans l'air en apparence le plus pur, dans l'eau distillée la plus limpide, dans l'eau même provenant d'un cristal de glace fondue, des flocons visibles en masse, il lui est impossible d'isoler individuellement les corpuscules qui les composent, mais il est vrai aussi qu'en introduisant une bulle infiniment petite de cet air, ou une goutelette de cette eau dans un liquide organique jusque-là stérile, j'y vois apparaître, ici la bactérie globuleuse, là la bactérie en bâton, ou de longs filaments flexibles, ou des organismes à mouvements rapides, ou encore des organismes immobiles. J'y vois aussi éclore, le *bacillus anthracis* (bactéridie de Davaine) qui engendre le sang-de-rate, et à côté de celui-ci un autre bactérie dont les spores n'ont aucun caractère microscopique distinct des spores de la bactédirie et cependant incapable de produire le charbon que la bactéridie produit invariablement. Je ne peux pas croire que des particules qui dans les progrès de leur développement, arrivent à des organismes si différents les uns des autres par leurs propriétés, n'aient pas entre eux de différences de structure, et puisqu'ils ont

(1) Lettre au *Times*, 10 février 1877.

des différences de structures, ils doivent avoir la chose différentiée, c'est-à-dire la structure (1). » Il termine par cette comparaison : « Les particules en question sont vues à l'état d'agglomération dans l'air aussi distinctement qu'on voit un troupeau sur une montagne éloignée sans qu'on puisse distinguer les bondissements de chaque mouton qui le compose. » Ces particules réflètent les ondes lumineuses dirigées sur elles. Si on vient à les semer elles donnent des récoltes spécifiques différentes les unes des autres. Jusqu'à présent, on ne connaît que les germes qui soient capables de se reproduire ainsi, de même que je ne connais que le sodium capable de produire la ligne multiple D dans le spectre solaire. Nous concluons donc de ces récoltes à l'existence dans l'atmosphère de germes avec autant de certitude pour le moins que de l'apparence de la ligne D nous concluons à l'existence du sodium, et même notre première conclusion a bien plus de certitude que l'autre, en raison du bien plus grand nombre d'expériences sur lesquelles elle repose.

La théorie du germe contage n'a pas moins d'adeptes en Allemagne qu'en Angleterre. Un grand nombre de collaborateurs de l'encyclopédie de Ziemssen la font intervenir dans l'étiologie des maladies infectieuses.

Ces organismes vivants qui pénètrent dans un autre organisme, s'y installent, y croissent, et s'y multiplient, sont des parasites. Quel rôle jouent-ils chez leurs hôtes, par quels moyens et jusqu'à quel point lui nuisent-ils ? quel rapport a la présence de ces êtres avec les phénomènes de la maladie à laquelle ils assistent ? A quel agent malfaisant peut-on les comparer ? On les appelle des poisons, mais c'est bien, comme le fait remarquer le professeur Chauffard, par un déplorable laisser aller du langage médical. Le poison ne multiplie pas ; il ne produit pas de soi-même des particules transportables d'un individu à un autre et conservant leurs propriétés toxiques : le poison n'a que des effets proportionnés à la dose à laquelle il a été ingéré et surtout absorbé. L'atteinte qu'il porte à la structure ou à la fonction de l'organe sur laquelle il a une action spéciale, se mesure à la quantité

(1) *Philosophical transactions*, 1876.

dans laquelle il arrive à cet organe. Que ce soit en quantité insuffisante pour détruire l'organe, il amènera un trouble plus ou moins grand, mais loin de se reproduire, il s'éliminera; l'organe troublé reprendra son état normal, et le ressentiment proportionnel à l'importance de l'organe atteint, qu'aura éprouvé l'économie, s'apaisera aussi. Qui ne connaît les expériences si précises et si instructives de Cl. Bernard dans lesquelles, les empoisonnements et les éliminations sont graduées à volonté? peut-on modérer ainsi l'action du parasite virulifère? Un spore unique absolument invisible peut en quelques heures s'être multiplié par milliards, s'il possède de son côté les conditions favorables et s'il les rencontre chez l'hôte qu'il attaque. Ces deux ordres de conditions sont très-importantes à considérer. Au point de vue de la théorie du germe contage, elles fournissent les explications les plus plausibles. L'action du parasite dépend de l'état de sa vitalité qui lui-même dépend surtout du milieu où il se multiplie. Il ne se féconde qu'après avoir rencontré l'habitat spécial qui lui convient. Pour l'un c'est la peau, et les membranes muqueuses d'une région particulière, (variole, rougeole, diphthérie, typhoïde); pour un autre ce seront les glandes de l'intestin (fièvre typhoïde); pour le vibrion septique, c'est une plaie avec tendance à la mortification du tissus. Les conditions de l'habitat peuvent être modifiées par l'intervention d'un autre parasite venant disputer le terrain à celui qui y était déjà, l'y détruisant et se nourrissant de ses débris. C'est ce que M. Pasteur a démontré pour la bactérie. Elle peut être détruite et arrêtée dans la multiplication par l'invasion aussi d'un autre vibrionien; et c'est, nous l'avons déjà vu, ce qui arrive au *micrococcus* de la fièvre typhoïde que vient détruire le *bacterium termo;* c'est aussi ce qui rend compte d'un fait si souvent mis en avant par les adversaires de la théorie, la diminution de la virulence d'un liquide en proportion du développement des bactéries. L'état général de l'individu atteint peut aussi avoir une grande influence sur les qualités de l'habitat. Hildenbrand, et M. Hardy citent les exemples de galeux guéris à la suite d'une affection fébrile et on peut voir le ténia abandonner un intestin où il ne trouve plus les conditions qui lui convenaient. J'ai été témoin d'une guérison de ce genre chez un chien : il avait un catarrhe intestinal, et un ténia qui résistait à tous les vermifuges ; un paysan conseilla un séton, qui fût mis à la nuque. Le catarrhe ne tarda pas à guérir ; alors le ténia fut expulsé et n'a pas reparu depuis.

Les changements que des causes banales peuvent apporter à l'état physiologique donneraient peut-être l'explication de l'éclosion, en apparence spontanée, de certaines maladies, qui se transmettent ensuite par contagion. Ces modifications physiologiques dépendent nécessairement de modifications histologiques correspondantes, et on conçoit que de ces dernières puisse résulter la constitution d'habitats convenables à certains contages. Je prends la morve pour exemple : en dépit de la répugnance de l'esprit à admettre le développement spontané de cette maladie si contagieuse, les autorités les plus compétentes reconnaissent qu'elle peut apparaître en dehors de tout mode de transmission saisissable, à la suite, cependant, de causes spéciales telles que le surmenage, l'alimentation défectueuse, de profondes et longues suppurations, en un mot de causes incontestables d'épuisement. Ne peut-on pas supposer que dans ces conditions, il se produit dans les solides ou les liquides des changements qui aboutissent à la constitution d'habitats favorables à la réception du germe de la morve. Cette hypothèse se place à côté de celle dont M. Bouley fait mention, qui suppose la *formation* de ferments spécifiques, promoteurs de troubles organiques dont la morve serait l'expression dernière. Elle n'est pas désavouée par les analogies tirées de l'observation clinique qui montrent les germes, ceux du muguet par exemple, venant d'on ne sait quel coin de l'atmosphère s'implanter sur diverses régions de la muqueuse chez les malades épuisés, et dans un état de vitalité languissante. L'influence de l'état constitutionnel sur l'adaptation de l'habitat donneraient peut-être aussi le secret de ce consentement de l'organisme que M. Pidoux regarde avec tant de raison comme nécessaire à la production de sa maladie.

Je reviens aux habitats de constitution fixe et déterminée et en particulier à celui qui est assigné au contage germe de la fièvre typhoïde. Ainsi que l'a écrit Louis et que l'école française l'a enseigné la première, la lésion des plaques de Peyer est propre à l'affection typhoïde. C'est dans les glandes qui les forment, et les altérations pathologiques qu'elles subissent que M. William Budd a placé l'habitat du contage germe. Et pour MM. Klein et Maclagan de Dundee, cette lésion n'est pas seulement le siège du contage, elle est jusqu'à un certain point l'effet de sa présence et le résultat du travail déterminé dans les tissus par la prolifération du germe qui en a pris possession.

Le docteur Maclagan, connu déjà par des travaux où l'on trouve des hypothèses ingénieuses associées aux enseignements d'une vaste érudition et d'une expérience clinique consommée, vint du fond de l'Écosse prendre une part prépondérante à une discussion qui eut lieu en 1874 à la Société pathologique de Londres, sur la théorie du germe contage, à la provocation du professeur Bastian. Celui-ci, partisan comme on sait de *la génération spontanée*, voulait prouver que les bactéries n'étaient qu'une transformation, un produit *d'évolution* du protoplasma et que d'ailleurs, elles ne jouaient aucun rôle dans l'étiologie et le développement de la maladie? Le docteur Sanderson, d'après les expériences de Chauveau et celles qui lui sont propres, crut reconnaître aussi la présence des microphytes, chez les individus atteints de certaines maladies infectieuses (j'ai déjà dit l'opinion qu'il a exprimée depuis sur la nature de ces microphytes). Il se montra même disposé à leur accorder un rôle actif dans la propagation de l'inflammation spécifique ; pour cela il se fondait surtout sur les observations de Recklinghausen de Strasbourg relatives à la marche de l'érysipèle. Ce médecin a signalé la présence de micrococci dans les espaces lymphatiques de la peau affectée de cette maladie, et dans les lymphatiques qui lui appartiennent. Ayant trouvé ces organismes abondants surtout, non pas au lieu ou l'affection était le plus avancée, mais à la zône d'extension, il en conclut qu'ils prenaient une part active à cette extension.

M. Sanderson d'ailleurs tout en se refusant à admettre la génération spontanée de ces organismes, se contentait de reconnaître leur présence associée au développement des maladies infectieuses, sans se prononcer sur le rôle qu'ils pouvaient jouer dans la contagion.

C'est précisément l'étude de ce rôle qui fait l'objet de la communication du docteur Maclagan.

La proposition principale est celle-ci. La spécificité de chaque affection contagieuse dépend de deux facteurs.

1° L'existence du contage;

2° L'élection du tissu dans lequel le contage trouve quelque chose de spécifiquement nécessaire à sa fécondation et à la propagation distincte de son développement organique.

L'auteur prétend que d'une part les actes qui accompagnent la multiplication et la propagation du germe dans son nid, et d'une autre part le développement du germe dans l'organisme, rendent mieux compte des phénomènes locaux et généraux des fièvres éruptives y compris la fièvre typhoïde, que toutes les théories imaginées jusqu'à présent. Depuis sa communication à la Société pathologique, le docteur Maclagan a développé ses idées dans un volume auquel on ne peut refuser le mérite d'être très-intéressant; j'en veux donner un résumé en commençant par ce qui se rapporte à l'incubation.

L'incubation est la période qui s'écoule entre la réception du germe et l'apparition des premiers symptômes fébriles. Que fait le germe pendant cette période de durée variable, c'est ce que je vais examiner en prenant pour exemple l'incubation dans la fièvre typhoïde.

Le micrococcus a deux voies pour s'introduire dans l'économie, les bronches et le canal digestif. Par les premières, il ne peut gagner son habitat que charrié dans le torrent circulatoire, par la seconde il peut y arriver directement. Dans l'un ou l'autre de ces trajets, moins pourtant dans le second que dans le premier, il a bien des chances de s'égarer, et même de périr. En tout cas, il reste inoffensif, jusqu'à ce qu'il ait atteint son nid. Ce nid, on le sait déjà, est ce qui sera la lésion locale; dans la fièvre typhoïde, c'est une des glandes agminées de l'intestin. Supposons un germe arrêté à une de ses glandes et y produisant en un jour quatre nouveaux germes; il est facile de calculer que ce germe et ses produits multipliant dans les mêmes proportions auront produit en 15 jours 64 millions de germes semblables. Voici comment :

Il est clair que le premier germe ne peut être fécondé que dans une seule glande, et que la fécondation de ce germe unique peut avoir lieu sans produire sur les tissus de cette glande aucun effet appréciable. Ces quatre germes issus d'une première fécondation peuvent atteindre leur période d'existence séparée dans n'importe quelle région de la circulation. Ils resteront stériles jusqu'à ce qu'ils aient joint l'habitat convenable. Il n'est guère probable qu'ils reviennent à la glande d'où ils sont partis, ils iront chercher leur fécondation dans une autre glande, et par conséquent il n'y aura pas plus d'effet local produit qu'il n'y en a eu pour la fécondation du germe en général. Il y aura alors seize germes produits de ces quatre qui passeront par les mêmes voies et les mêmes phases. Leur vie répétera l'histoire de celle de leurs parents, il en sera de même des soixante qu'ils auront procréés. Ils se disperseront également dans toutes les divisions de la circulation, et, suivant la doctrine ordinaire des chances, une fois entrés dans les vaisseaux qui aboutissent aux glandes intestinales, ils se répartiront en nombre à peu près égal dans les glandes où ils trouveront leurs nids, et des fécondations semblables pourront ainsi se répéter pour quelque temps sans perturbation appréciable dans les glandes.

Un moment pourtant viendra où les fécondations seront trop nombreuses pour qu'il n'en résulte pas quelque perturbation dans l'habitat, et comme les chiffres grandiront très-brusquement, on conçoit qu'il en soit de même de l'apparition des premiers signes de perturbation. Leur première manifestation sera sur l'afflux du sang ou l'hypérémie du nid. Cette hypérémie, phase initiale de l'altération glandulaire aura lieu au même degré dans toutes les glandes où se trouve l'habitat. C'est ce qui explique comment les lésions se produisent partout en même temps; toutefois une glande pourra souffrir plus qu'une autre, si elle contient plus de ce quelque chose qui constitue le second facteur, et par conséquent si elle constitue un habitat plus riche; mais il ne s'en suit pas pour cela qu'elle doive souffrir plus tôt, puisque les germes tout distribués partent en nombres égaux par le sang.

Dans les fièvres éruptives, il y a presque toujours deux siéges pour les lésions, l'un à la peau, l'autre dans des organes intérieurs et par conséquent sur quelques points des membranes muqueuses. C'est ce qu'on voit aussi dans la fièvre typhoïde où les taches rosées coexistent avec les urines glandulaires. Le Dr Maclagan regarde ces lésions de siéges différents comme dépendantes d'une même cause : la germination des contages. La richesse des habitats peut être la même dans les deux siéges, elle peut être plus grande dans l'un que dans l'autre ; et de même qu'on observe dans la scarlatine la gorge atteinte presque seule, tandis que l'éruption cutanée est à peine indiquée, *et vice versa ;* de même, il peut arriver dans la fièvre typhoïde que les taches rosées soient très-abondantes et la lésion intestinale limitée à un très-petit nombre de glandes, la peau se trouvant dans ces cas largement pourvue du second facteur qui est rare dans les glandes. (Quel médecin n'a pas rencontré des cas très-bénins à symptômes intestinaux presque nuls et à éruption cutanée très-abondante?.

Dans la doctrine que j'expose, le second facteur tient une place très-importante. De l'étendue de son siége, de sa situation, et par conséquent de son accessibilité au germe, peut dépendre le degré de contagion de la maladie. Que ce soit par contact direct comme dans l'inoculation, ou par la voie de la circulation, il arrivera bien plus facilement à la peau, qu'à une des glandes agminées de l'intestin. La contagion sera bien plus facilement répandue, et plus facilement produite par le contact dans la variole et le typhus que dans la fièvre typhoïde, et, dans celle-ci, le contage exercera son action avec une sûreté et une rapidité plus grandes, quand il sera introduit directement par les premières voies. C'est alors presqu'une inoculation et c'est pour cela que la contagion éclate par des cas si nombreux et souvent si graves quand elle est apportée dans des véhicules alimentaires, tels que le lait ou l'eau. L'épuisement du second facteur rend compte de l'innocuité conférée par une première attaque. Il y a là analogie avec ce qui se passe dans un champ de blé. L'expérience a appris aux fermiers, dit sir Thomas Watson, qu'ils ne peuvent pas, avec espoir de succès, ensemencer un sol avec la même graine pendant plusieurs années de suite. Il semble que quelque ingrédient nécessaire au développement de la plante soit épuisé par ces élevages répétés, et il faut alors que le sol soit laissé en jachère pour quelque temps, ou que l'engrais lui rende ce qu'il a perdu. Assurément, il est concevable qu'un terrain contienne assez peu de cet ingrédient pour en être complétement épuisé par une seule récolte, toutefois sans préjudice de sa capacité à recevoir des graines d'une autre espèce. De la même manière il se peut qu'avant d'être ensemencé par le virus, le corps humain renferme quelque chose qu'une seule récolte de pustules suffit à lui enlever.

L'épuisement du second facteur par suite des fécondations successives est la cause de la fin de l'attaque ou de la défervescence.

Considérons maintenant comment le contage reproduit en nombre infini se conduit dans l'économie. Il est arrivé à l'habitat à l'état d'organisme complétement développé et y a produit des spores qui iront chercher hors du nid ce qui est nécessaire à leur développement. Une portion de l'énergie de virus, dit le docteur Tyndall, dépend de son passage de l'état de germe à celui d'organisme achevé. C'est en effet pour parfaire son achèvement que le germe accomplit tous les désordres qui le caractérisent à l'état fébrile.

La chaleur exagérée, *calor præter naturam*, est le caractère essentiel de la fièvre, les pathologistes de tous les temps en ont cherché la cause. La théorie de M. Virchow est celle qui est en faveur à présent. Selon lui l'élévation de la température doit résulter de la consommation excessive des tissus (1), et paraît avoir sa cause immédiate dans une altération du système nerveux. Virchow indique ce phénomène plutôt qu'il ne l'expliqueet il néglige un fait également caractéristique de l'état fébrile, l'augmention dans la consommation de l'eau. Parke, partisan de la théorie de Virchow, reconnaît pourtant la grave omission par laquelle elle pêche; il propose de la réparer en supposant que

(1) Les expériences récemment entreprises par M. Cl. Bernard, pour étudier la répartition de la chaleur dans l'économie à l'état normal prêtent leur appui à cette théorie. Elles prouvent que dans aucune région du courant sanguin la température ne s'élève aussi haut que dans la portion susdiaphragmatique de la veine cave inférieure, qui reçoit le sang venant du foie; or le foie est de tous les organes celui où les changements nutritifs s'opèrent avec le plus de diversité pour aboutir à la formation de la glycose, de la bile, de l'urée, etc.

dans l'état fébrile, la métamorphose rapide des tissus albumineux donne lieu à la formation d'un composé gélatineux très-avide d'eau qui se résoudrait ultérieurement en urée et acide urique. Ces hypothèses sont loin de résoudre les difficultés. Celles-ci disparaissent au contraire devant la théorie du docteur Maclagan : le corps étranger, le contage, introduit du dehors dans l'organisme doit être la cause de la fièvre. Elle ne préexistait pas à l'introduction de ce corps étranger et se manifeste après qu'il a trouvé accès dans l'économie apte à le recevoir. Une fois introduit, il s'y multiplie et s'y développe. Ce développement ne peut avoir lieu qu'aux dépens des substances qui entrent dans la composition organique de l'hôte. Organisme lui-même, il est doué des caractères suivants :

1. Il est en grande partie composée d'albumine ;
2. Il réclame une grande consommation d'azote ;
3. Aussi, une grande consommation d'eau ;
4. Il multiplie par division.

Or, les phénomènes essentiels de l'état fébrile sont :

1° Déperdition exagérée de l'azote des tissus :
2° Dépense considérable d'eau ;
3° Plus grande activité de la circulation ;
4° Élévation de la température.

La consommation de l'azote par les germes contages en voie de développement est la principale source de la diminution des tissus albumineux dans la fièvre, et cette consommation a lieu surtout aux dépens de l'azote que l'auteur appelle azote de construction, c'est-à-dire de l'azote qui *va* concourir à la formation des tissus et qui est renfermé dans le plama du sang. En effet, les germes étant en voie d'accroissement, désirent s'approprier ce qui se prête le plus facilement à la formation de leur protoplasma ; ils le prennent aux composés les moins stables et l'azote est évidemment à un état moins stable dans le plasma que dans les tissus tout formés ou dans les produits de régression. C'est à l'appropriation de l'azote par le contage qu'il faut surtout attribuer la déperdition des tissus dans la fièvre. Sans doute, le plus souvent, il y a aussi augmentation des produits de régression, mais c'est bien plus parce que les tissus ne reçoivent pas leur nourriture qu'ils dépérissent ; or, ils ne la reçoivent plus, parce que le contage l'accapare au moment où elle devrait leur être assimilée. Des recherches de Salkowski démontrent que, pendant la fièvre, il y a une élimination de sels de potasse de trois à sept fois plus considérable que dans l'état normal, tandis que l'élimination de la soude est réduite au minimum. A quels organes correspond la potasse? Aux globules du sang et aux muscles. Les sels de soude au contraire correspondent au plasma; s'ils y sont retenus, et s'ils ne servent pas à la construction des organes, c'est qu'en même temps que l'albumine et l'eau du plasma, ils sont pris par le contage pour la composition de son protoplasma.

La formation et l'excrétion de l'urée en quantité exagerée a d'ordinaire lieu dans l'état fébrile et dans les fièvres contagieuses. Cette anomalie procède indirectement du développement du contage. En effet, plus ce développement avance, plus la demande d'éléments nutritifs est grande. La circulation accélérée les apporte en plus grande abondance, l'excrétion devient excessive, car si le contage s'oppose à la nutrition, il ne s'oppose pas à la dénutrition. Il se passe là quelque chose d'analogue à ce qui a lieu dans le cas d'épuisement par famine, avec l'accélération circulatoire en plus. Dans ces conditions, la formation et l'excrétion de l'urée en excès n'est que trop facilement concevable.

Il se présente cependant des cas exceptionnels dans lesquels l'urée est excrétée en proportion inférieure à la normale. Est-ce donc qu'elle est formée aussi en moins grande quantité? Non, mais pour que l'excrétion de l'urée s'accomplisse, il faut qu'il passe en même temps une certaine quantité d'eau par les reins. Or, le contage ne s'empare pas seulement de l'azote, il prend aussi de l'eau au plasma; et s'il en prend en trop grande quantité, il n'en reste plus assez pour fournir à la sécrétion de l'urine; l'urée alors est retenue dans l'économie. Aussi les cas dans lesquels elle est excrétée en quantité défectueuse, sont-ils ceux dans lesquels on observe les symptômes dits urémiques.

Quant à la chaleur anormale dans les fièvres, si elle dépend principalement, ainsi que M. Virchow l'a établi, de la métamorphose exagérée des tissus dont le développement du contage donne la raison, elle peut bien tenir en partie aussi à cette métamorphose très-active qui a lieu aux siéges de la germination et de la multiplication des germes.

Les symptômes nerveux observés dans la fièvres dépendent comme les autres phénomènes concomitants de l'action des contages : le dérangement primordial introduit dans la constitution du sang et les actes de la nutrition atteint le système nerveux vaso-moteur ; les petites artérioles se contractent, de là le frisson.

Ce ne sont pas seulement les artérioles de la peau qui se contractent anormalement, se sont aussi celles du cerveau, de la moelle épinière, du cœur, des poumons et des muscles, d'où il résulte un état d'anémie générale, cause de la céphalalgie, du sentiment de courbature et de malaise qui est le premier symptôme de l'invasion du mal.

Bientôt, à la contraction tonique des artérioles succède le relâchement amené par l'épuisement. Ce relâchement se manifeste par ses phénomènes objectifs et subjectifs. Le sentiment de froid est remplacé par un sentiment de chaleur, la pâleur de la peau par la rougeur; les yeux sont injectés; les vaisseaux relâchés apportent le sang en plus grande quantité aux centres nerveux, mais ils apportent un sang appauvri de la quantité d'azote et d'eau que le contage lui a pris; la nutrition du cerveau devient insuffisante, la dénutrition restant aussi entière qu'à l'ordinaire : c'est dans ces actes morbides qu'il faut voir la cause du délire, et comme l'intensité de ces actes est proportionnée à l'activité de la propagation du contage, plus celle-ci est grande, plus les symptômes nerveux sont prononcés. Les convulsions surviennent. Dans quelques cas graves, la nutrition subit encore une atteinte d'un autre genre. Il peut arriver que les produits de la dénutrition ne soient pas éliminés: agissent-ils alors comme agents toxiques? Pour l'auteur la chose est plus que douteuse. La rétention de ces produits destinés à être excrétée, entraîne nécessairement davantage le travail d'échange qui doit s'opérer dans les tissus; de même que dans une atmosphère d'acide carbonique, l'animal périt parce qu'il ne peut pas se débarrasser de l'acide carbonique produit de la combustion de ses tissus et le remplacer par l'oxygène, de même dans le cas considéré ici, les produits excrétoires empêchent par leur présence l'introduction des éléments de la nutrition. Il y a arrêt des échanges nécessaires à la formation des tissus; c'est l'urémie, et par symptômes urémiques, l'auteur comprend les symptômes nerveux qui résultent de cette sorte d'asphyxie du tissu cérébral. Sa persistance et l'augmentation de ces actes pervertis produisent le coma.

Dans les périodes d'accroissement et d'état, le temps d'arrêt dans la nutrition est limité à la durée de la présence et du développement du contage; mais il y a des cas où la réparation du cerveau ne s'opère que très-lentement, tardivement, et d'une manière incomplète; c'est alors qu'on observe le délire post-fébrile sur lequel Graves a formellement appelé l'attention; ce délire ne dure ordinairement que peu de jours; quelquefois il persiste et dégénère en manie. M. Murchison avance que ces accidents ne succèdent qu'aux cas dans lesquels le délire a eu une intensité et une durée exceptionnelles; il les attribue à l'atrophie cérébrale. L'état de languenr générale, de vitalité déprimée tant de la vie animale que de la vie organique, mélange de coma et d'asthénie désigné sous le nom d'état typhoïde dépend en grande partie de la nutrition défectueuse des organes qui servent à la manifestation de la vie; il n'en est probablement pas l'unique cause. L'idiosyncrasie, l'état du système nerveux antérieur à la maladie, celui du système musculaire, en un mot de la constitution générale, y contribuent comme autant de causes prédisposantes. Cet état typhoïde est distinct de l'urémie, et ne peut lui être associé; mais ces perturbations poussées à l'extrême mènent à la mort par coma ou par asthénie.

La nécropsie témoigne de la nutrition défectueuse et pervertie des organes. Le cerveau est atrophié et c'est pour remplir le vide qui résulterait de l'atrophie, qu'il se produit un épanchement de sérosité dans le crâne. Les muscles striés, le cœur lui-même sont aussi atrophiés, et offrent les caractères de la dégénérescence graisseuse ou cireuse. Ces altérations attestent les ravages exercés par le contage dans le champ de la nutrition.

L'indication thérapeutique est de suppléer autant que possible aux soustractions faites par le contage en administrant de l'eau en abondance, et une nourriture légère, facilement assimilable, telle que le lait et le bouillon, sans préjudice bien entendu des indications fournies par les symptômes. L'application du froid préconisé par Niemeyer, Ziemssen, Liebermeister, Wilson, Fox et tant d'autres, peut donner quelque soulagement sans abréger la durée de la maladie. Le froid en effet, est impuissant contre la propagation des millions d'organismes qui ne cesse que lorsque le second facteur fait défaut.

La défervescence a lieu quand le contage a épuisé le second facteur : alors la germination et la multiplication prennent fin. Les micrococci périssent bientôt, sans laisser de successeurs. Ce changement s'opère brusquement, la demande de l'eau diminue tout à coup ; les métamorphoses qui provoquaient l'élévation de la température s'arrêtent ; la diurèse et les sueurs critiques surviennent ; et la température s'abaisse.

J'ai voulu donner une analyse un peu étendue du livre du docteur Maclagan parce qu'il contient l'expression des prétentions les plus avancées de la théorie du germe. Que ces explications pathogéniques soient admises en tout ou en partie ou complétement rejetées, il est incontestable que, depuis que l'étude des ferments a jeté de si lumineuses clartés sur des phénomènes que la science n'expliquait que par des conjectures, les prévisions de Robert Boyle et l'affirmation de Hildenbrand ont pris chez beaucoup de bons esprits le caractère de la réalité. Si le semblable produit le semblable, il est bien difficile qu'il puisse lui-même avoir un autre origine que le semblable, et un organisme vivant ne peut procéder que de la vie. Pour M. Budd, on le sait, l'organisme vivant, contage de la fièvre typhoïde, se détache de la matière jaune des lésions intestinales, s'introduit au sein de l'économie et par l'intermédiaire de l'eau, de l'air, ou des objets voisins du malade, est transmis à l'individu sain ; la maladie ne peut naître spontanément, ni être le produit, un *materies morbi*, formé par un procédé autre que la contagion. Cette opinion fait école, et a le grand honneur d'être défendue par sir Thomas Watson.

Les propriétés du contage variant suivant les degrés de développement, suivant les conditions atmosphériques, la sécheresse ou l'humidité, etc., donnent autant d'explications plausibles à l'explosion inattendue d'une épidémie, à la prédominance de la fièvre dans une saison, plutôt que dans une autre.

Il est d'observation commune que la maladie éclate soudainement, chez plusieurs individus, dans une localité où l'on a fait usage de l'eau provenant d'un puits, ou d'un cours d'eau, sans en éprouver jusque là d'effets fâcheux. Cela peut avoir lieu dans deux cas : ou l'eau est pure et semble rester pure après que l'explosion de la fièvre a eu lieu ; ou elle avait déjà une odeur et une couleur suspectes avant l'apparition de la fièvre. On découvre alors que le puits ou le ruisseau a reçu des déjections typhoïdes. N'est-il pas tentant d'en conclure que ces déjections renfermaient le germe d'un contage, surtout quand antérieurement, l'eau du puits ou celle du ruisseau offensaient déjà la vue et l'odorat par leur apparence et leur puanteur ?

N'est-il pas logique de conclure que le mélange a introduit le contage? Ce sont de pareils faits qui ont amené le docteur Parkes à l'opinion que la fièvre typhoïde n'avait pas d'autre origine.

La théorie du contage vivant explique encore les explosions locales qui peuvent arriver, si les habitants d'une localité se mettent à boire l'eau d'un puits, dont on ne s'était pas servi depuis longtemps. J'en ai observé tout récemment un exemple, où la fièvre typhoïde survint chez plusieurs de ceux qui avaient fait usage d'une eau pareille ; elle atteignit une blanchisseuse qui n'avait pas bu de cette eau, mais qui avait lavé les linges des malades. Les partisans de la théorie du contage auront beau jeu à dire que le puits renfermait depuis une époque plus ou moins éloigné des germes spécifiques, qui ont été introduits chez ceux qui ont bu de cette eau, s'y sont multipliés en produisant la fièvre typhoïde, ont passé avec les déjections dans les linges, et des linges dans l'air que la blanchisseuse a respiré ou l'eau qu'elle a pu boire.

Il en est de même des prédilections que la maladie semble affecter pour certaines saisons ; comme les automnes pluvieux succédant aux étés secs. En été, les eaux s'écoulent lentement, soit dans leur canaux naturels, soit dans les conduits artificiels ; en s'écoulant, elles déposent les germes qui s'accolent aux substances solides faisant parois, et se dessèchent. Viennent les pluies; mécaniquement, elles détachent les germes, les entraînent, les mettent en circulation et leur donnent une qualité hygrométrique probablement favorable à leur germination. Cette supposition est autorisée par le fait suivant : quand, par exception, l'été a été humide et pluvieux, la fièvre typhoïde se montre beaucoup plus rare dans l'automne qui le suit. N'est-ce pas parce que, pendant l'été humide, les germes ont été peu à peu et continuellement entraînés, et n'ont pas pu former de ces grandes accumulations qui par une irruption soudaine et en masse, ont bien plus de chance qu'ils n'en ont, par une déssimination clairsemée, de trouver des habitats convenables. Il est inutile d'imaginer, avec Pettenkoffer, une sorte de transformation des germes dans le sol; ils s'y conservent seulement jusqu'à ce qu'un accident les déplace et les mette à portée du nid propice à leur fécondation.

Enfin la théorie du germe rend compte des cas, bien plus rares d'ailleurs pour la fièvre typhoïde que pour les autres fièvres éruptives, où la maladie semble se propager par contagion directe, tels que celui-ci :

Un garçon de 12 ans environ arrive de Londres, malade de la fièvre, dans un hôtel de l'Engadine où la condition sanitaire était excellente, il meurt dix jours après, entouré de divers membres de sa famille, son père, sa mère, et une tante; celle-ci avait été particulièrement chargée de ranger le linge qui servait au malade. Deux jours après sa mort, la famille se disperse, la tante part pour l'Allemagne où elle demeurait, éprouve en route des symptômes non équivoques de l'invasion de la maladie et meurt quelques jours après être rentrée chez elle. Dans ce cas là, il n'y a pas plus de doute sur l'étiologie que s'il s'agissait de la rougeole ou de la variole.

Il y a une différence très-considérable entre le nombre de cas dans lesquels la contagion, qui a dû faire naître les fièvres éruptives que je viens de nommer est insaisissable ou très-obscure, et le nombre des cas dans lesquels la contagion de la fièvre typhoïde échappe à toutes les investigations.

Sir Thomas Watson refuse toute valeur à l'argument fondé sur l'impossibilité de remonter au point de départ du contage; il raconte dans ses leçons un cas publié en 1843, l'histoire d'un homme détenu dans un pénitencier où il fut pris de la petite vérole. Il n'y avait alors, et il n'y avait pas eu depuis très-longtemps un seul cas de la maladie dans l'établissement ni même dans les environs. C'était donc, suivant toutes les apparences, un exemple de variole à origine spontanée et indépendante de toute contagion. Dix-sept ans après, sir Thomas reçut une lettre qui lui donna la clef du mystère. Cette lettre lui était adressée par un docteur Pratt, médecin retiré depuis, qui pratiquait alors à Kensington, faubourg de Londres très-éloigné du pénitentiaire. Le docteur Pratt était le fils du médecin résidant de la prison, et il recevait de temps à autre la visite de son père à Kensington. Lors d'une de ces visites, M. Pratt mena son père voir un malade, qui, chose rare, avait une variole confluente, bien qu'ayant antérieurement souffert de la même maladie; de la chambre du malade le père retourna tout droit au pénitencier, et à la cellule du détenu qui, peu de jours après, avait la variole; le pauvre médecin résidant n'osa confesser alors la part qu'il avait à l'origine du mal; car le comité directeur de la prison exigeait sous peine de renvoi qu'il ne vît aucun malade en dehors de l'établissement. J'ai vu moi-même un cas fort analogue à celui-ci : il s'agissait de scarlatine. Je l'ai raconté au professeur Tyndall qui l'a publié dans son discours sur *la Poussière et la Maladie*. L'intérêt qui s'attache aux exemples de fièvres éruptives dans lesquels l'origine contagieuse échappe aux recherches, prouve combien ils sont rares, tandis qu'en matière de fièvres typhoïdes il est souvent impossible de la constater. La rougeole, la scarlatine et la variole ne se présentent jamais dans les contrées isolées, dans de petites îles comme Sorlingues par exemple, sans y avoir été authentiquement importée et une fois l'épidémie éteinte, ces maladies ne reparaissent, après des périodes plus ou moins longues, que par une nouvelle importation. On connaît même les dates précises où ces maladies ont paru pour la première fois dans certaine île ou même dans un grand continent. On sait qu'en 1863 la scarlatine était encore inconnue à Ceylan; on sait comment elle fut importée en 1871 d'Angleterre dans l'Inde où elle elle n'avait jamais été observée; comment la coqneluche fit son apparition avec un malade qui en était atteint, au cap de Bonne Espérance, en 1863. Il n'y a pas plus de quatre ans que les îles Fidjii ont été ravagées par la rougeole qui n'y avait jamais paru. Il est donc vrai de dire que ces fièvres éruptives ne se présentent guère sans qu'on sache par quelle voie elles sont apportées. La fièvre typhoïde au contraire paraît régner à peu près partout sans qu'on connaisse ni l'époque de sa première apparition ni le moyen par lequel elle a été transmise.

Sir William Jenner, si digne du grand nom qu'il porte, celui qu'on a appelé le Jenner de notre temps, déclare aussi que la question de l'origine de la fièvre typhoïde est encore *sub judice.*

« Mes préjugés, dit-il, sont en faveur de l'origine spécifique « de cette maladie, comme de toutes les affections contagieuses. « J'ai, depuis longtemps, professé que leurs différences spéci« fiques sont dues à des causes spécifiques, c'est-à-dire à « des causes incapables de produire aucune autre maladie « aiguë. Si pour chaque cas, on pouvait démontrer qu'il « provient d'un individu malade de la même affection, cette « démonstration justifierait l'opinion que je professe. Par « conséquent je le répète, mes préjugés m'encouragent à « cette opinion. J'espère même qu'elle est conforme à la « réalité, et cependant je dois dire, que jusqu'à présent le « témoignage de l'observation ne lui est pas favorable. » Sir William ne croit pas, comme le prétend M. Budd, qu'il soit souvent impossible de remonter à l'origine contagieuse des cas isolés de variole. Avec des recherches convenablement faites on la découvre toujours; il suffit malheureusement de mettre des varioleux en contact avec d'autres individus pour voir la maladie se répandre. Dans l'automne 1874, dix jeunes étudiants d'Oxford allèrent passer quelque temps dans une maison du Cornwall; quand ils la quittèrent, chacun retourna directement chez ses parents, et sur les dix, sept eurent la fièvre typhoïde. Ils l'avaient évidemment contractée dans la maison du Cornwall. Personne dans aucune de leurs familles ne prit la maladie. Je n'hésite pas, dit sir W. Jenner, à affirmer qu'il n'en aurait pas été de même s'il s'était agi de variole et de scarlatine. Le même médecin n'a jamais eu connaissance d'un fait dans lequel le malade éloigné du lieu d'origine ait donné la maladie aux habitants de la maison, à moins qu'il n'y eût eu mélange des liquides employés en boissons et des déjections des malades. Dans ces conditions, les cas de transmissions sont très-nombreux. Sir William ne nie cependant pas la contagion d'une personne à une autre sans introduction des déjections dans les premières voies quand l'individu sain s'y sera exposé longtemps ou aux émanations concencentrées du malade. Il a vu deux fois, avant l'invention du thermomètre à maxima, des élèves contracter la fièvre typhoïde des malades dont ils prenaient scrupuleusement les températures plusieurs fois par jour, et la tête presque sous les couvertures.

Sir William raconte plusieurs exemples observés par lui de cas survenus dans des conditions qui semblaient exclure toute intervention de contagion. Pour éclairer la question il adjure ses confrères d'observer avec grand soin la genèse de chaque cas isolé qui se présentera à leur observations. Son appel a été entendu ainsi que le témoignent de nombreuses communications. Le *British medical Journal*, qui, entre autres mérite, a celui de réunir souvent dans un même cahier les documents relatifs à une même question de manière à en rendre l'étude plus facile, a publié dans le numéro (25 mars 1876) où il donne l'analyse succincte du rapport de M. Klein sur le contage de la fièvre entérique, un long travail du docteur Cornélius B. Fox médecin sanitaire du comté d'Essex sous ce titre : *La fièvre typhoïde a-t-elle jamais une origine spontanée?* En réponse à la question, il donne le détail d'un grand nombre de cas observés dans des endroits isolés où ils se sont multipliés par contagion et dans lesquels l'importation originelle s'est soustraite à toutes les investigations. Le mémoire mériterait une longue analyse. Je n'en veux citer qu'un court fragment qui me paraît s'appliquer à des faits que j'ai eu plus d'une fois occasion d'observer en France :

N° 12. Explosion de la fièvre typhoïde à Asheldam. La fièvre typhoïde y sévit dans un bâtiment formant dix « cottages ; » dix-sept des habitants en furent atteints, six moururent, ces cottages sont situés dans un lieu peu fréquenté, à 15 kilomètres environ de la station la plus proche, tous les efforts pour découvrir un cas de fièvre typhoïde dans le district ont échoué. La santé de la population rurale à cette époque était exceptionnellement bonne. Tous les cottages à une exception près, étaient encombrés, et les chambres à coucher particulièrement étaient infectées d'une puanteur de matières organiques. La première personne atteinte fut une jeune fille. Elle était connue comme une grande buveuse d'eau, et elle avait bu en effet, une grande quantité d'une eau qui, quoique pure au goût, à l'œil et à l'odorat était un mélange d'eau de source, d'engrais liquide et après de grosses pluies, de matières excrémentielles provenant de la cour de la ferme, l'analyse de l'eau donne une partie, sur un million, d'ammoniaque albuminoïde. De la jeune fille, la maladie passa aux autres membres de la famille et ainsi qu'on pouvait s'y attendre dans des conditions d'hygiène pareilles, se répandit facilement dans les cottages voisins. Le docteur Fox prit les plus grandes peines pour découvrir un cas préexistant à celui de la jeune fille, sans y pouvoir parvenir. Le docteur C. Fox, termine son travail en disant comme sir W. Jenner, que si des vues philosophiques le portent à rejeter l'origine spontanée de la fièvre typhoïde, le jugement de son expérience le conduit à une conclusion opposée. Dans ce même numéro du *British medical Journal*, commence un autre travail sur la fièvre typhoïde, du docteur Richard Wardell, médecin doyen de l'hôpital de Junbridge Wells, et lui aussi conclut à l'origine spontanée et autogénétique de la fièvre typhoïde et il ajoute que telle est aussi la manière de voir du docteur Baylis, inspecteur sanitaire du Kent occidental. Ce confrère s'était particulièrement adonné à la recherche des causes de quelques cas de fièvre sporadique qui s'étaient montrés dans des endroits tout à fait isolés de sa circonscription. Après beaucoup de peines et d'enquêtes, il était arrivé à la conclusion que tous les arguments et tous les faits se réunissaient pour lui faire exclure absolument l'idée de l'importation ou de la réviviscence d'un germe toxique ; il était persuadé que la théorie de William Budd, qui a dernièrement pris tant d'influence, était trop absolue et trop forcée. Je pourrais multiplier encore les citations pour prouver qu'en Angleterre la théorie exclusive du germe contage appliquée à l'étiologie de la fièvre typhoïde, est loin d'être incontestée et je n'aurais pas de peine à invoquer en faveur de ceux qui contestent, des faits tirés du livre même du docteur Budd (1) ; j'y vois plus d'une fois, plus que de l'incertitude sur le mode d'origine. La spontanéité et la contagion me paraissent être aussi dans l'esprit de la grande majorité des médecins d'autres pays, la France, la Belgique et même les Allemands entre autres. J'ai interrogé un grand nombre de confrères des départements ; tous, sans exception, m'ont répondu qu'ils croyaient à la contagion, et aussi à l'origine spontanée. C'est à cette croyance que conduit aussi la lecture de la plupart des rapports faits par les médecins de l'armée. Dans une longue et intéressante étude qui a obtenu un prix de l'Académie de médecine de Belgique en 1874, le docteur Cousot avance des faits très-probants à l'appui de la double origine. Griesinger n'admet pas qu'on puisse mettre en doute l'origine spontanée.

Je sais bien que les partisans de la théorie opposent à ces faits la supposition du transport du germe spécifique par l'air en mouvement. Quand l'eau ne peut être soupçonnée, le docteur Budd affirme que c'est l'air qui a été le véhicule. Que le réceptacle du virus typhoïde ou que le germe soit projeté dans l'air pour le mouvement des gaz, le déplacement des linges, et l'agitation de l'air dans la chambre du malade, on n'en saurait douter ; mais il faudrait des preuves bien évidentes pour établir la réalité du transport à distance par l'air, à la manière des essains d'infusoires qui, suivant la description de M. Ehrenberg, nés dans les eaux, montent dans l'athmosphère, et le traversent comme des nuages poussés et dirigés par les vents. Cette assertion en ce qui regarde la fièvre typhoïde a contre elle l'exemple du choléra, dont le mode de propagation offre sous d'autres rapports, tant de ressemblance avec celui de la fièvre. L'expérience prouve, dit M. Fauvel, que le réceptacle du choléra n'est pas transporté à distance dans l'air, ou du moins qu'il y perd ses propriétés contagieuses. On rend compte aussi des apparitions locales de la fièvre typhoïde par l'aptitude à vivre que concervent certains spores et microzoaires, sans en faire usage jusqu'à ce qu'ils

(1) Voyez à la page 84, la relation d'une épidémie dans une école, qui débute par un ou deux cas peu caractérisés dont l'origine n'est pas indiquée,

trouvent l'occasion, l'habitat, favorables à leur éclosion. Liebermeister propose l'hypothèse de l'existence de certains organismes inférieurs qui végèteroient et se propageoient en dehors de l'organisme humain dans des matières organiques végétales ou animales en voie de décomposition, et qui, à la faveur de conditions spéciales, s'introduiroient chez l'homme et y trouveroient un sol favorable à leur développement, pouvant devenir alors la cause spécifique des maladies contagieuses qui se sont transmises pendant longtemps d'homme à homme. Rien en théorie ne défend d'admettre que ce soit possible ; il se passe quelque chose de semblable dans la transmission de certaines maladies des animaux à l'homme. On a souvent supposé qu'il en était ainsi, mais on n'est pas encore parvenu à en donner la preuve. Il est presque naïf, de remarquer que sans descendre a un degré aussi inférieur de l'échelle des êtres, on trouve constamment dans la nature des faits qui autorisent l'hypothèse de Liebermeister. En voicí un qui attire en ce moment l'attention du monde. Le Colorado beetle (Doryphora decemlineata) vivotoit aux dépends de quelques solanées sauvages au Colorado, lorqu'on vint à y introduire la pomme de terre. Dès lors le Coléoptère a pullulé avec une fécondité et une rapidité ruineuses qui répandent l'effroi jusqu'en Allemagne ou des navires l'ont apporté. Je reviendrai sur cette hypothèse dans le chapitre du livre, relatif à la théorie pythogénique.

Dans la discussion de la Société pathologique (1874), le docteur Murchison soutint que la théorie du germe contage n'est fondée que sur des analogies et non sur des faits rigoureusement observés. Il ne nie pas la présence des micocrocci, mais il se refuse à leur attribuer l'influence pathogénique que leur donne le docteur Maclagan. Ces parasites peuvent se trouver là, parce qu'ils y rencontrent les conditions favorables à leurs développement, sans pour cela exercer aucune action sur l'évolution de la maladie. Il croit que le milieu a beaucoup plus d'influence sur le parasite, que le parasite n'en a sur le milieu (1). Si le germe était iden-

(1) En me rappelant cette opinion j'ai été frappé de l'observation faite par M. Pasteur sur le développement excessif, au point de le rendre mé-

tique au contage, il devrait exister dans toutes les maladies contagieuses. Or, il est impossible de contester l'origine spontanée d'un bon nombre de maladies, la dipthphtérite, l'érysipèle, la dysenterie et la fièvre typhoïde. L'exemple de la fièvre relapse proteste contre la théorie qui l'attribue aux germes. Si les spirilles qui pullulent pendant le premier paroxysme fébrile, et disparaissent avant la crise, reparaissent de nouveau au second paroxysme pour disparaître encore avant la crise qui le suit, c'est sans doute parce qu'il résulte de l'état fébrile porté à un certain degré d'où dépend la constitution d'un habitat qui leur convient, et qui cesse de leur être favorable à la fin du paroxysme et pendant la période apyrétique : loin de produire la fièvre, ils sont appelés par la fièvre (1). Une première attaque ne garantit pas toujours d'une seconde (fièvre relapse, choléra, dysenterie, diphthérie). La prédilection pour un organe spécial n'est pas particulière aux germes. L'arsenic, qu'il soit introduit par la bouche, le vagin, les narines ou la peau produira toujours l'inflammation de l'estomac et du rectum. Il ajoute qu'il a bien d'autres explications à donner aux phénomènes de la fièvre que ceux que fournit la théorie des germes parasitaires au docteur Maclogan ; qu'il ne connait aucun fait capable de démontrer que les contages de la variole et de la scarlatine elles-mêmes peuvent conserver leur virulence, après avoir été exposés à l'air libre. Il proteste enfin contre l'assertion que le contage *se multiplie*. Pourquoi ne *serait-il* pas *multiplié* à la manière des corpuscules de pus et de ceux du tubercule qui, par le contact, excitent au sein de l'économie la formation de particules semblables?

connaissable, que peut atteindre le vibrion septique, quand il a pénétré dans l'intérieur des vaisseaux sanguins, où l'on peut le voir se glisser à travers les globules comme un serpent entre les herbes.

(1) A cette objection, le docteur Maclogan répond : que, dans la fièvre relapse, il n'y a pas de lésions locales, et que le second facteur est contenu dans le sang ; qu'il est naturel d'admettre qu'un facteur produit par un milieu incessamment renouvelable soit lui même renouvelable ; que les rechutes de la fièvre relapse sont déterminées par la reproduction du second facteur qui a lieu avant que les spirilles soient complétement détruits ; que la reproduction du second facteur explique aussi pourquoi une attaque de fièvre relapse ne pré serve pas d'une autre.

L'étiologie de la fièvre typhoïde n'a pas manqué de provoquer tout récemment à l'Académie de Médecine une discussion, dont le souvenir est présent à tous les esprits.

Le point de départ de la discussion a été la publication de M. Noël Gueneau de Mussy sur l'étiologie et la prophylaxie de la fièvre typhoïde. M. Noël Gueneau de Mussy critiquant la théorie pythogénique de M. Murchison a exposé et développé les idées de M. W. Budd, et s'est déclaré partisan de la propagation par l'intervention des déjections typhoïdes, réceptacles du contage.

M. Bouillaud développant la thèse de la spécificité putride, a jeté dans la balance le poids de sa haute autorité en faveur d'un agent « *contagient* », seul propagateur de la maladie.

M. Bouchardat a aussi incliné vers la contagion, comme mode étiologique unique, faisant des réserves sur la nature de l'agent contagieux qu'il rangerait volontiers dans la classe des ferments solubles.

S'appuyant sur de nombreuses observations, M. Jaccoud ne trouve pas à l'origine de toutes les épidémies, la présence des déjections typhoïdes nécessaires à la théorie de Budd, et, par conséquent, ne saurait, dans les données actuelles, en admettre la démonstration scientifique.

M. Chauffard, plus affirmatif que M. Jaccoud, combat par les enseignements de la doctrine médicale et de l'observation clinique, l'assimilation de la fièvre typhoïde aux maladies parasitaires. La marche de l'affection comparée à la marche du charbon même, « la maladie parasitaire interne qui offre la ressemblance la plus accusée avec les maladies spécifiques », ne lui permet pas de voir dans un germe spécifique venu du dehors, la cause exclusive de la maladie.

La théorie du germe considéré comme cause première et indispensable de la fièvre typhoïde n'est donc pas encore démontrée. Et elle en est encore plus loin, quand elle attribue au développement du germe dans l'économie toute la série des phénomènes par lesquels se manifeste la fièvre typhoïde. Elle ne repose que sur des hypothèses et des analogies auxquelles on a le droit de demander des preuves. Toutefois ne repoussons pas trop dédaigneusement les hypothèses : elles sont des constructions provisoires qui relient les édifices solides et inébranlables. Je me rappelle la défiance avec laquelle j'ai vu accueillir l'acarus dans le domaine de l'étiologie de la gale: depuis, combien de parasites sont-ils venus, imposant la nécessité de reconnaître leur existence par les ravages qu'ils exercent dans le règne végétal et dans le règne animal; et ne différant d'organismes tout à fait semblables que par leurs propriétés délétères. Qui se doutait, il y a peu d'années avant la maladie de la vigne, qu'il y eût un oïdium du raisin? Qui pensait à ces corpuscules de la pébrine qui envahissent toute l'économie du ver à soie après s'être introduit par les intestins, de la même façon, c'est Tyndall qui le dit, qu'on pourrait croire que les micrococci de Klein, pénètrent dans le sang par les glandes de Peyer pour devenir l'agent contage de la fièvre typhoïde. Et l'indulgence n'est elle pas encore plus commandée à l'égard des hypothèses, quand on voit le rôle d'agent asphyxiant que la bactéridie joue dans l'étiologie et la pathologie du charbon, rôle incontesté que M. Chauffard lui-même n'hésite pas à lui reconnaître, tout en nous avertissant par les enseignements de la science et de la sagesse, de peur que nous ne nous laissions entraîner trop loin par des analogies superficielles sur la pente de l'erreur. Gardons-nous en effet de l'entraînement inconsidérée, mais disons-nous avec Hamlet. « Il y a dans le ciel et sur la terre plus de choses que notre science ne sait imaginer. »

Abandonnant le champ des hypothèses nous restons en possessions de deux vérités reconnues: 1° Que ce soit d'un germe déposé depuis plus ou moins longtemps, ou d'un produit d'organisation protoplasmique, la fièvre typhoïde naît dans des conditions hygiéniques spéciales. Elle a, suivant une expression concise, une origine fécale, peut-être aussi une origine dépendante de la décomposition de certaines substances animales, le sang, les tissus albumineux : 2° elle est contagieuse par un certain mode. Cette vérité à laquelle le docteur Murchison consacre un examen approfondi, est mise en évidence par de nombreuses études en têtes desquels figurent par ordre de date d'importance des travaux français. Entre autres il faut citer ceux de Gendron, de Piedvache, et tout dernièrement le rapport de M. Woillez, si riche en faits concluants.

La reconnaissance de ces vérités dicte à la fois la nature et la suprême importance des mesures hygiéniques capable de prévoir les conditions dans lesquels le double danger, le développement de la maladie, et la contagion prennent naissance. Ces mesures doivent évidemment se proposer de prévenir la formation des propriétés nuisibles dans les matières fécales et de les anéantir une fois formées.

En France, à Paris du moins, nous sommes en présence de deux systèmes adoptés en vue de disposer des matières fécales : l'un qui paraît destiné à tomber en désuétude, c'est le système des fosses d'aisances; l'autre qui est adopté en principe et pratiqué dans les constructions nouvelles qui consiste à envoyer directement dans les égouts la partie liquide et délayable des digestions, et en retirant sa partie la plus solide dans une tinette installée dans les bas fonds de la maison. Qu'il me soit permis de dire, sans prétention aucune à l'originalité, et même en courant le risque d'être banal, quelques mots sur les mérites comparatifs de ces deux systèmes.

La fosse d'aisance bien construite, enduite des substances imperméables non miscibles aux matières fécales, prévenant par conséquent l'infiltration dans les murs qui la limitent, ne mérite pas tout le mal qu'on en dit; l'air y est relativement immobile; cette immobilité peut prévenir, jusqu'à un certain point et prévient en effet, je ne crains pas de l'avancer, la projection des particules solides, germes ou receptables dans les appartements. Je ne parle pas des gaz qui s'échappent par les cuvettes, et dont il serait d'ailleurs facile d'empêcher l'accès. Ces gaz peuvent entraîner les particules solides dans leur ascension, mais il y a aussi de grandes chances pour que ces particules s'amassent et adhérent aux parois qu'elles rencontrent et même au plancher supérieur de la fosse. Tyndall a démontré par une expérience très-directe cette bienfaisante influence de l'immobilité de l'air. Il a fait construire des caisses de bois en ajustant dans leurs planches inférieurs des tubes remplis d'infusions organiques; les parois des caisses avaient été enduites de glycérine pour présenter une surface agglutinante aux poussières qui flottaient dans l'air de la caisse. Au bout de quelque temps, il a ouvert ses tubes avec les précautions nécessaires pour ne pas troubler la tranquillité de l'air, et les infections n'ont montré aucun signe de de développement organique. Tyndall alors a laissé pénétrer dans sa boîte l'air extérieur et aussitôt les infusions se sont remplies de bactéries et de ferments divers.

La fosse d'aisance a le grand inconvénient de devoir être vidée, inconvénient d'autant plus grave que le remuement des matières accumulées depuis longtemps est particulièrement favorable à l'explosion de la fièvre typhoïde.

Les égoûts constituent le système le plus voisin de la perfection, mais à une condition, mais à une condition, c'est qu'ils soient eux-mêmes parfaits dans leur construction et dans leur fonctionnement. Comme des instruments à mécanisme compliqué, ils se prêtent à des opérations bien plus précises que les instruments plus simples, mais aussi ils demandent de bien plus grands soins dans leur construction; ils se dérangent plus facilement, et le moindre dérangement a des conséquences plus importantes.

Si l'immobilité du contenu est la condition principale à rechercher pour la salubrité d'une fosse d'aisances, le mouvevement continuel est la première qualité requise dans le fonctionnement d'un égoût. Il faut que les matières qu'il reçoit soient *constamment*, *aussi rapidement que possible*, et *en totalité*, entraînées de leur point de départ à leur destination définitive. Pour cela, indépendamment des pentes convenables, il faut que les surfaces soient lisses, sans rugosités auxquelles pourraient s'arrêter les matières, conditions que remplissent à un si haut degré de perfection les constructions souterraines de la ville de Paris. Il faut aussi que la ventilation y soit effectuée de telle façon qu'il n'y ait pas de reflux de l'air dans l'atmosphère respiré par les habitants. Mais la plus importante de toutes les conditions, c'est que la circulation de l'eau en quantité suffisante soit assurée; si l'eau entraînée sort, l'air n'a plus rien à refouler.

C'est à la partie du système qui relie l'intérieur des maisons aux égoûts que je me permettrai d'adresser quelques critiques. La tinette où s'opère la division est une sorte de renflement mobile du tuyau qui va de la maison à l'égoût. Tous les produits des déjections y arrivent, le solide pour s'y arrêter, le liquide pour les traverser. Il est clair que chaque opération donne lieu à l'agitation du contenu de la tinette, à moins que la masse d'eau ne soit suffisante pour exercer une compression qui y supprime le mouvement. Or je constate qu'il est bien rare que l'afflux de l'eau soit assez abondant et assez violent pour produire ce désirable effet. Il y a encore des maisons ou le système diviseur est appliqué sans que l'eau y soit distribuée. La loi permet aux propriétaires d'établir des tuyaux entre leurs maisons et l'égoût pour recevoir les déjections, sans les obliger encore à s'approvisionner d'une quantité d'eau suffisante et à la distribuer de manière à chasser tout le contenu des tuyaux. Je crois aussi que ces tuyaux au lieu d'avoir toujours à l'intérieur une surface très-lisse, émaillée par exemple, sont souvent rugueux et susceptibles de le devenir d'avantage par l'oxydation de la fonte, condition qui, avec l'insuffisance de l'eau, est bien propre à favoriser le séjour des matières, et à produire ainsi une cause très-efficace d'insalubrité. Il y aurait un moyen facile, je crois, de rompre la communication entre les tuyaux et les habitations, ce serait d'exiger que l'abouchement des cuvettes avec les tuyaux se fit au moyen de siphons, l'eau retenue dans la concavité du siphon, y formant une soupape mobile, qui ne disparaîtrait que pour faire place à une autre, et dans laquelle il serait toujours facile d'ajouter dans les temps suspects, quelques désinfectans. Il va sans dire que le succès de cet appareil ne peut être assuré que par un libre et abondant écoulement d'eau.

La destination des matières entraînées par les égoûts est un des grands problèmes de la civilisation. Au point de vue de l'hygiène, il est indispensable que ces matières qui, selon les théories diverses, sont le réceptacle des germes ou le laboratoire où se fabriquent les poisons spécifiques, soient autant que possible décomposées ou entraînées, sans possibilité de retour dans des agglomérations humaines. L'utilisation des eaux d'égoût par l'agriculture est assurément la meilleure, l'irréprochable solution du problème partout ou elle est praticable. Elle est fondée sur la décomposition des matières albuminoïdes dans le sol et leur appropriation par la végétation ; et, pour la réaliser, il faut qu'il y ait une certaine proportion entre la quantité de matière à consommer et l'activité du consommateur qui est la végétation.

Ces conditions sont difficiles à réunir à l'égard d'agglomérations très-nombreuses. Cependant les succès déjà observés à la presqu'île de Gennevilliers, et qui promettent de s'étendre encore démontrent que les obstacles ne sont pas insurmontables. Ils diminuent beaucoup et disparaissent même tout à fait quand il s'agit d'agglomérations telles que celles qui répondent au chiffre de la population de la plupart de nos villes de province. Peut-être me saura-t-on gré de faire connaître le résultat d'une expérience très-concluante à ce sujet. Elle est est racontée par le docteur Alfred Carpenter, le même qui a décrit après l'avoir prédite, l'épidémie de fièvre typhoïde qui a fait en 1873 de si grands ravages à Croydon par suite du mélange des matières fécales aux eaux potables, mélange dû à des vices de construction et de fonctionnement dans les égoûts de la ville. La ferme qui reçoit à Beddington le produit des égoûts de Croydon utilise en ce moment les vidanges de 50,000 personnes sur une terre de 460 acres, l'irrigation dure maintenant depuis seize ans, et une partie de la terre n'a pas cessée d'être irriguée, plus ou moins, jour et nuit pendant tout ce temps; là tout près de la ferme est établie une population très-dense, et tout autour s'élèvent des habitations qui constituent un ensemble de propriétés de grande valeur. La fertilité du sol augmente chaque année avec les enseignements de l'expérience. La population de la paroisse sur laquelle est située la ferme, qui occupe environ le cinquième de son étendue, a triplé depuis l'installation de cette ferme, ce qui ne s'est vu pour aucune des localités voisines, villes ou villages. Par suite du développement des constructions la valeur de l'impôt à monté de 275,000 francs (taux de 1861) à 900,000 francs (taux actuel). Le chiffre de mortalité qui était en moyenne de 20 pour 100 avant l'établissement de la ferme n'est plus maintenant que de. 17 Ainsi, à Beddington, l'irrigation dans les eaux d'égoûts non-seulement n'a pas déprécié la valeur de la propriété et fait tort à la vie humaine, mais elle a été avantageuse à l'un et à l'autre. Et ce ne sont pas là les seuls résultats heureux. La terre naturellement pauvre avant d'être employée à l'utilisation des eaux d'égoût se louait à 30 francs l'acre; aujourd'hui elle se loue de 63 à 90 fr., l'acre et les propriétaires au lieu de 13,000 francs par an tirent maintenant de ces terres un revenu de plus de 132,000 francs.

Puisse la connaissance de ces détails servir d'encouragement !

Dans les petites localités de campagne, les égouts ne sont guère possibles ; chacun dispose de ses ordures à peu près à sa fantaisie, et si la fantaisie s'arrange avec la commodité, elle devient l'habitude de la localité. Je traversais en promenade il y a quelques années un charmant village perché sur le haut d'une falaise, composé d'une soixantaine de maisons; la plupart des maisons ont leur jardinet, et dans un coin de celui-ci, ordinairement tout près de l'habitation, un fossé peu profond et beaucoup plus large où sont jetées les immondices de toute sorte. Le fond de ces fossés repose sur la craie de la falaise, et le niveau de l'eau y est naturellement sujet à de grandes variations ; ce village est un nid de fièvre typhoïde et ce n'est que trop facile à comprendre. Il y a cependant pour ces cas là, une manière salubre et profitable de disposer des matières excrémentielles. C'est de les mélanger avec de la terre desséchée *au moment même* de l'évacuation. Je ne sache pas que le système du cabinet de terre sèche « *dry earth closet* » ait été assez essayé en France pour pouvoir mettre en mesure de le faire approuver ou condamner. La terre sèche enlève aux excréments toute odeur et probablement toute propriété nuisible, et le mélange constitue un engrais d'une grande efficacité. Les témoignages les plus favorables sont rendus en faveur de ce système par les médecins des camps et des armées qui l'ont employé en Angleterre et dans l'Inde. Je l'ai vu fonctionner dans des écoles de campagne et dans des maisons privées où il donnait tout ce qu'on en attendait : désinfection et *déodorisation* complète, et engrais de première qualité. On construit des appareils fort simples pour débiter la terre sèche retenue dans un petit réservoir dans la cuvette qui reçoit les excréments; j'ai vu de ces appareils dans des chambres à coucher où ils ne donnaient aucune odeur. On peut faire les choses plus simplement encore et sans appareil ; il suffit de jeter une pelle de terre sur le produit de l'évacuation; quand le récipient est plein, on peut porter le produit sous un hangard, où, à l'abri de l'humidité, il se conserve jusqu'à ce qu'il soit employé comme engrais. Ce système est l'objet d'un rapport très-intéressant et très-approbateur du docteur Buchanau au Conseil privé (1).

La fièvre typhoïde est une des maladies que M. John Simon attribue à la malpropreté, *filth disease*, et à la plus révoltante malpropreté puisqu'elle a son foyer dans les matières fécales et qu'elle ne se propage que par l'introduction de ces matières dans notre économie, au moyen de l'air que nous respirons, des boissons et de la nourriture que nous ingérons.

Pouvons nous l'atteindre dans ces modes d'origine et de propagation? Est-elle susceptible d'être prévenue? A cette question, chez nos voisins on répond par l'affirmative, et on fait résolument campagne pour l'abolition du fléau. On poursuit la recherche des voies directes que prend le *poison spécifique* pour pénétrer chez l'homme, et on lui barre le passage quand on parvient à le joindre : c'est ainsi que le Dr Murchison a pu, a force de pénétration et de persévérance remonter au point de départ de la contagion qui se propageait dans la paroisse de Mary le bone à Londres, et même dans les paroisses voisines, et y faisait les plus terribles ravages. Il s'agissait simplement, ainsi que cela se représente trop souvent, de lait infecté par l'eau qui servait au lavage des bidons. Cette eau, on le reconnut pleinement, était contaminée par son mélange avec des excréments. Depuis lors, l'éveil donné à l'attention des inspecteurs sanitaires et du public, élimine beaucoup les chances de la production d'une épidémie par une cause pareille. Il n'y a qu'à ouvrir les rapports des médecins sanitaires pour y trouver des exemples très-concluants de disparition de la maladie de lieux qu'elle avait l'habitude de dévaster, à la suite de travaux d'assainissement. Le livre de M. W. Budd montre les effets décisifs et rapides, obtenus par la clôture d'un puits ou la désinfection de latrines d'où provenait le poison. Nous trouverions facilement dans les observations de nos compatriotes la confirmation de ces expériences. Le rapport de M. Woillez (*Épidémies de* 1873), contient des faits qui renferment la preuve de l'efficacité complète des mesures hygiéniques pour arrêter la propagation du mal. Chacun devrait connaître l'histoire de l'épidémie de la caserne de Courbevoie, née de déplo-

(1) *XIIth report to the medical officer of the privy Couneil.*

rables conditions sanitaires, atteignant plus de 300 hommes, en tuant plus de cinquante en 23 jours et cessant alors pour ne plus reparaître, deux jours après l'adoption de mesures convenables.

Avec la dysenterie et le choléra, la fièvre typhoïde est sans doute la maladie sur laquelle les désinfectants ont le plus de prise. Employés au moment opportun, ils peuvent saisir l'ordure à son apparition et la rendre incapable de nuire ; non-seulement, ils isolent le contage, ils l'exterminent.

La prétention de s'opposer à la propagation de la fièvre typhoïde n'est pas plus exorbitante que celle d'éteindre le choléra dans l'Inde. Or, M. Fauvel nous apprend qu'à la conférence internationale de Constantinople, la commission ne considérait pas comme impossible qu'on puisse parvenir à éteindre le choléra envahissant dans l'Inde, et qu'elle croyait qu'en tout cas on y peut restreindre son développement épidémique. Pour atteindre ce double but, elle admettait la nécessité d'études suivies, ayant pour objet de déterminer les conditions spéciales qui produisent et entretiennent l'endémie cholérique etc. A l'égard de la fièvre typhoïde nous avons cet avantage que ces études spéciales sont faites, et que les moyens à employer sont connus. La science a réellement fait tout ce qu'on peut exiger d'elle ; il faut maintenant, suivant une heureuse expression de M. Woillez, qu'elle se transforme en art. L'hygiène a recueilli et semé les germes, il faut la coopération du public pour les féconder. Cette coopération, c'est le second facteur indispensable qui manque trop souvent chez nous. Le public, y compris ceux dont le devoir est de veiller à l'application des principes de l'hygiène, s'oublie volontiers dans une ignorance réelle ouaffectée qui lui permet de ne pas trop souffrir dans sa conscience de ces milliers de morts dont beaucoup ne sont que des homicides par négligence.

Pour moi, j'ai la conviction que, quand on le voudra sérieusement, on diminuera dans une énorme proportion sa mortalité par la fièvre typhoïde. Pour cela, il serait nécessaire de faire pénétrer partout des instructions propres à traduire en langage vulgaire les vérités déduites des observations scientifiques, en imposant aux autorités locales le devoir d'exposer au grand jour les exemples, malheureusement trop faciles à trouver, capables d'éclairer leurs administrés.

Il serait nécessaire que chez nous, des commissions permanentes fussent établies, prenant connaissance de chaque cas, surtout au début des épidémies, cherchant à en suivre la piste, jusqu'à son origine. Je sais combien les difficultés sont grandes; je ne les crois pas, le plus souvent du moins, insurmontables. Il serait facile d'ailleurs de trouver le personnel nécessaire à la composition de ces commissions, dans ces sociétés de médecine publique et d'hygiène qui se forment tous les jours parmi nous sans d'autre ambition que de rechercher et de découvrir les vérités utiles à la santé publique. Ces commissions feraient leurs rapports aux divers comités qui représentent la science auprès de l'administration; enfin et surtout il serait nécessaire de rendre obligatoire la notification de tous les cas qui se présentent, adressée aux autorités compétentes. Cette déclaration à elle seule prépare l'application des autres mesures prophylactiques, et sans elles les autres mesures peuvent être trop tardives et inefficaces. J'emprunte encore au rapport de M. Fauvel une preuve éloquente de la nécessité de la déclaration, et des calamités qui peuvent résulter de l'absence de l'exploration ou d'une fausse déclaration : L'état de la santé publique à Constantinople ne présentait rien qui put faire prévoir l'apparition d'une épidémie cholérique, lorsque le 28 juillet 1865, arriva d'Alexandrie où régnait le choléra, la frégate *Moukbiri-Sourour.* Sur la déclaration du médecin qu'il n'y avait pas de maladie suspecte à bord, le navire fut admis tout suite en libre pratique.

La déclaration était fausse. Le soir même on débarquait douze malades dont un atteint de choléra, qui succomba dans la nuit, et onze n'offrant que des symptômes de cholérine; neuf autres furent débarqués le surlendemain. Les malades furent transportés à l'hôpital de la Marine, en traversant une caserne d'armuriers de l'arsenal; trois jours après, un des ouvriers est pris du choléra. Bref, quoique bien restreinte, cette importation fut suivie d'une épidémie très-grave.

Il est bien permis, je suppose, d'affirmer que cette épidémie très-grave n'aurait pas eu lieu, si une déclaration véridique eût été faite au lieu de la déclaration mensongère. Cette mesure d'hygiène administrative, la déclaration qui eut préservé alors Constantinople, préserverait, je n'en doute pas, d'un grand nombre d'épidémies locales, de fièvres typhoïdes, si la notification du premier cas ou des premiers cas, lorsqu'il s'agit d'un foyer multiple, permettait de prendre, au moment opportun, les mesures prophylactiques. N'est-il pas évident, en outre, qu'il sera bien plus facile de remonter, dès le premier cas, à l'origine du mal, que s'il faut chercher sa voie à travers un plus ou moins grand nombre de cas successifs. La provenance de ce malade, la connaissance de ses abitudes hygién iques, de l'eau qu'il a bue, et de bien d'autres détails pourront souvent diriger l'attention sur une cause encore remédiable d'épidémie prête à éclater. La déclaration devrait être exigible des parents, des chefs de maison et même des médecins. Qu'on n'invoque pas ici l'argument du secret professionnel ; il n'y a là aucun risque à faire courir à l'honneur et à l'intérêt de l'individu. L'honneur et la conscience ne souffriraient-ils pas plutôt d'une négligence qui compromettrait la vie des autres? Dans toutes les grandes villes de l'Amérique du Nord, la déclaration obligatoire est aujourd'hui l'acte préliminaire de toutes les mesures prophylactiques. Elle est immédiatement suivie de la visite d'un médecin sanitaire, qui s'assure, dans l'intérêt de la communauté, que toutes les mesures nécessaires soit prises contre l'extension du mal. En Angleterre, la corporation de Bolton vient d'édicter une amende de 250 francs contre ceux qui, ayant charge, omettraient de déclarer la présence d'une maladie contagieuse.

Sir Thomas Watson veut aussi que la notification immédiate de chaque cas sans exception aucune précède les autres mesures : l'isolement, la désinfection, et l'assainissement. Il ne doute pas que, grâce à ces mesures bien appliquées, à l'aide d'un enseignement spécial, dans le service de l'hygiène publique et la coopération des autorités, le territoire des îles ne puissent être délivré et préservé des maladies contagieuses. Il termine son article par ces paroles : Ce n'est pas un vieillard actuellement dans sa quatrevingt sixième année qui sera témoin de ces bienfaits, mais il les espère avec confiance pour les générations qui le suivront, ou du moins pour ses petits enfants.

Si la position insulaire permet à l'Angleterre de réaliser le vœu du vénérable patriarche comme elle lui a déjà permis de détruire et de bannir les loups de chez elle, notre pays ne peut pas attendre une libération aussi complète ; autant vaudrait espérer que nous puissions abolir l'aptitude aux maladies inhérentes à l'humanité. Il n'en est pas moins de notre plus grand intérêt de réunir tous les efforts de la science et de l'administration pour arriver à la limite du possible. Avec l'aptitude aux maladies contagieuses, nous avons reçu l'obligation de nous protéger contre leurs attaques, et l'intelligence suffisante pour le faire le plus souvent avec succès.

Henri GUENEAU DE MUSSY.

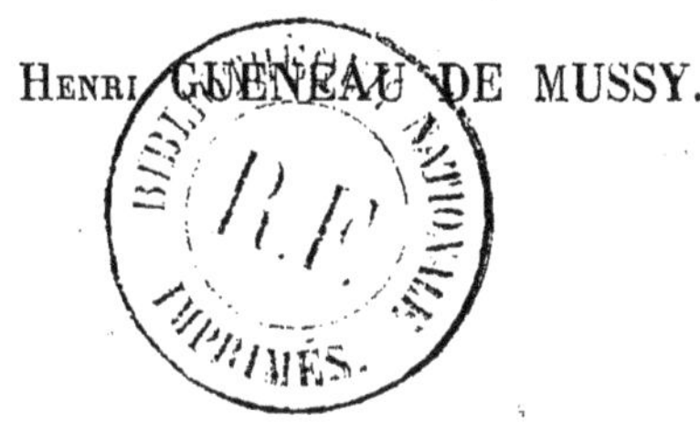

www.ingramcontent.com/pod-product-compliance
Ingram Content Group UK Ltd.
Pitfield, Milton Keynes, MK11 3LW, UK
UKHW020211200726
13856UKWH00004B/1328